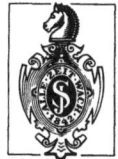

Angiologie

Von M. Marshall

Mit einem Beitrag von G. Baumann

Mit 50 Abbildungen und 14 Tabellen

Springer-Verlag
Berlin Heidelberg New York 1983

Prof. Dr. med. Markward Marshall
Institut und Poliklinik für Arbeitsmedizin
der Universität München
Ziemssenstr. 1
8000 München 2

Prof. Dr. med. Günter Baumann
Gefäßchirurgische Abteilung der LVA O'bayern
Zentralkrankenhaus Gauting
Unterbrunner Str. 85
8035 Gauting

ISBN-13:978-3-540-11875-6   e-ISBN-13:978-3-642-81915-5
DOI: 10.1007/978-3-642-81915-5

CIP-Kurztitelaufnahme der Deutschen Bibliothek
Marshall, Markward:
Angiologie / M. Marshall. – Berlin; Heidelberg; New York: Springer, 1983.
(Taschenbücher Allgemeinmedizin)
ISBN-13:978-3-540-11875-6

Das Werk ist urheberrechtlich geschützt. Die dadurch begründeten Rechte, insbesondere die der Übersetzung, des Nachdruckes, der Entnahme von Abbildungen, der Funksendung, der Wiedergabe auf photomechanischem oder ähnlichem Wege und der Speicherung in Datenverarbeitungsanlagen bleiben, auch bei nur auszugsweiser Verwertung, vorbehalten.
Die Vergütungsansprüche des § 54, Abs.2 UrhG werden durch die „Verwertungsgesellschaft Wort", München, wahrgenommen.
© Springer-Verlag Berlin Heidelberg 1983

Die Wiedergabe von Gebrauchsnamen, Handelsnamen, Warenbezeichnungen usw. in diesem Werk berechtigt auch ohne besondere Kennzeichnung nicht zu der Annahme, daß solche Namen im Sinne der Warenzeichen- und Markenschutz-Gesetzgebung als frei zu betrachten wären und daher von jedermann benutzt werden dürften.

Vorwort

Kreislauferkrankungen zeigen in der Bundesrepublik Deutschland eine außerordentlich hohe Morbidität, dies bereits in den mittleren Altersgruppen, und die höchste Mortalität. Die thromboembolischen Erkrankungen des arteriellen und venösen Systems machen etwa 50% aller Todesursachen aus, bei den 35- bis 44jährigen bereits über 20% und bei den 45- bis 55jährigen bereits 30%. Allein an Herzinfarkten versterben z.Z. bei uns über 170000 Menschen/Jahr (mit weiterhin steigender Tendenz), an Lungenembolien etwa 20000.

Rund 2% der 35- bis 44jährigen und 6% der 45- bis 54jährigen Männer haben eine periphere arterielle Verschlußkrankheit (AVK). Über 50% der über 15jährigen zeigen periphere Venenveränderungen; etwa 1 Mio. Menschen leiden bei uns an einem postthrombotischen Syndrom. Die Häufigkeit der tiefen Venenthrombose liegt in einem allgemein-internistischen Sektionsgut zwischen 40 und 60%, die Prävalenz an Lungenembolien zwischen 15 und 20%.

Über 50% aller Schlaganfallpatienten haben das 65. Lebensjahr noch nicht erreicht und waren noch berufstätig. Rund 70% aller Patienten, die uns zu einer angiologischen Beurteilung mit Ultraschall-Doppler-Untersuchung überwiesen wurden, waren noch nicht berentet. Herz-Kreislauf-Erkrankungen sind mit über 40% die weitaus häufigste Ursache einer Frühinvalidität.

Die große sozialmedizinische Bedeutung der Herz-Kreislauf-Erkrankungen geht aus diesen Zahlen eindrucksvoll hervor und weiterhin belegen sie, daß diese Erkrankungen keineswegs als ausschließlich geriatrisches Problem angesehen werden dürfen. Als grobe Orientierung, mit welchen Gefäßerkrankungen *vor* dem Rentenalter bevorzugt zu rechnen ist, folgende Zahlen aus der angiologischen Sprechstunde einer arbeitsmedizinischen Poliklinik: Die Gefäßerkrankungen bei Berufstätigen und Auszubildenden betrafen zu etwa 70% die arterielle Verschlußkrankheit (zu 27% die AVK der hirnversorgenden Arterien und zu 37% die periphere AVK), zu etwa 25% Venenerkrankungen, zu 3% Lymphödeme und zu 4% seltene angiologische Erkrankungen (z.B. arteriovenöse Fisteln, periphere Aneurysmen).

Dieses Taschenbuch soll speziell eine praxisorientierte Darstellung der Diagnostik und Therapie angiologischer Erkrankungen geben. Raritäten können daher nur am Rande berücksichtigt werden. Auch pathophysiologische Erläuterungen müssen auf ein Mindestmaß beschränkt bleiben. Dagegen wird es ein Anliegen sein, modernen diagnostischen Methoden, die in besonderer Weise auch für die Praxis geeignet sind, breiteren Raum zu geben, z. B. der Ultraschall-Doppler-Methode.
Neue *klinische* Verfahren, wie z. B. die Behandlungsmöglichkeiten mit der perkutanen Katheterrekanalisation und die gefäßchirurgischen Methoden, werden insoweit vorgestellt, wie sie in der Gesamtbetreuung von Patienten mit angiologischen Erkrankungen einen gesicherten Platz gewonnen haben und daher von vornherein in alle Überlegungen miteinbezogen werden müssen.

M. Marshall

Inhaltsverzeichnis

Einleitende Bemerkung 1

Arterien

1	Diagnostik der Arteriopathien	3
1.1	Anamnese	3
1.2	Subjektive Symptome	4
1.3	Angiologische Untersuchungsmethoden, die für die Anwendung in der Praxis geeignet sind	6
1.3.1	Körperliche Untersuchung	6
1.3.2	Pulstastung und Gefäßauskultation	8
1.3.3	Einfache funktionelle Tests	11
1.3.4	Apparative Diagnostik	13
1.4	Zusammenfassung der wichtigen diagnostischen Methoden in der Angiologie	28
2	Zusätzliche wichtige Untersuchungen bei Patienten mit Arteriopathien	29
2.1	Humorale Untersuchungen	29
2.2	Physikalische Untersuchungen	30
3	Einteilungsprinzipien der arteriellen Verschlußkrankheit	30
3.1	Einteilung der peripheren AVK nach der Lokalisation	31
3.2	Einteilung nach dem klinischen Schweregrad der AVK	31
4	Klinik der Arteriopathien	32
4.1	Angiologischer Notfall: Der akute Arterienverschluß	32
4.2	Obliterierende Arteriosklerose (Atherosklerose) ...	33
4.2.1	Atherogenese	33
4.2.2	Zerebrale Durchblutungsstörungen bei AVK der extrakraniellen Gefäße	34
4.2.3	Aortenbogensyndrom (ABS)	38

4.2.4	AVK des Schultergürtel-Arm-Bereichs	39
4.2.5	AVK der Aorta abdominalis	42
4.2.6	AVK der unpaaren Viszeralarterien (Angina abdominalis)	44
4.2.7	AVK der Nierenarterien	46
4.2.8	AVK vom Beckentyp	46
4.2.9	AVK vom Oberschenkeltyp	47
4.2.10	AVK vom peripheren Typ	48
4.2.11	Dilatierender Typ der Arteriosklerose	50
4.2.12	Diabetische Angiopathien	50
4.3	Differentialdiagnose des schmerzhaften Beins	51
4.4	Arterielle Aneurysmen	52
4.5	Arteriovenöse Fisteln	54
4.6	Coarctatio aortae (Aortenisthmusstenose)	56
4.7	Ergotismus	57
4.8	Panarteriitiden	57
4.8.1	Endangiitis obliterans	58
4.8.2	Takayasu-Syndrom	59
4.8.3	Arteriitis cranialis	60
4.8.4	Wegener-Granulomatose	61
4.8.5	Panarteriitis nodosa	61
4.8.6	Arteriitiden bei Kollagenosen	63
4.8.7	Hypersensitivitätsangiitis	64
4.9	Funktionelle Angiopathien	65
4.9.1	Raynaud-Syndrom	65
4.9.2	Angiolopathien	68
5	**Therapie der Arteriopathien**	**69**
5.1	Physiologische und pathophysiologische Vorbemerkungen	69
5.1.1	Mikrozirkulation	69
5.1.2	Kollateralkreislauf	71
5.2	Allgemeine Therapieprinzipien bei Arteriopathien	72
5.2.1	Geschichtlicher Überblick über die konservative Therapie arterieller Durchblutungsstörungen	74
5.3	Spezielle therapeutische Maßnahmen bei Arteriopathien	74
5.3.1	Basisbehandlung	74
5.3.2	Zusätzliche Behandlungsmaßnahmen	76

Venen

6	Epidemiologie und Risikofaktoren	89
7	Diagnostik der Venenerkrankungen	90
7.1	Anamnese	90
7.2	Subjektive Symptome	91
7.3	Untersuchungsmethoden, die für die Praxis geeignet sind	91
7.3.1	Körperliche Untersuchung	91
7.3.2	Einfache funktionelle Tests	92
7.3.3	Apparative Diagnostik	94
7.4	Klinische Untersuchungsmethoden	99
7.4.1	Radiofibrinogentest	99
7.4.2	Thermographie	99
7.4.3	Phlebographie	99
7.5	Humorale Untersuchungen	101
8	Klinik der Venenerkrankungen	101
8.1	Phlebologischer Notfall	102
8.1.1	Akute tiefe Venenthrombose	102
8.1.2	Phlegmasien	107
8.1.3	Weitere seltene venös-thrombotische Krankheitsbilder oder Verlaufsformen	108
8.1.4	Varizenruptur	108
8.2	Varikose	109
8.2.1	Primäre Varikose	109
8.2.2	Sekundäre Varikose	112
8.3	Entzündliche Venenerkrankungen	116
8.3.1	Oberflächliche Thrombophlebitis	116
8.3.2	Sonderformen der oberflächlichen Thrombophlebitis	117
9	Prophylaxe von Venenerkrankungen	118
9.1	Allgemeine Maßnahmen zur Prophylaxe der peripheren Venenerkrankungen	118
9.2	Thromboseprophylaxe	118
9.2.1	Allgemeine Maßnahmen	118
9.2.2	Medikamentöse Thromboseprophylaxe	118
10	Konservative Therapie peripherer Venenerkrankungen	122
10.1	Allgemeine physikalische Maßnahmen	122
10.2	Verödungsbehandlung	122

10.3	Kompressionsbehandlung	124
10.3.1	Kompressionsverband	124
10.3.2	Gummistrümpfe	126
10.3.3	Entstauung durch Wechseldruckmassage	127
10.4	Thrombolyse mit Plasminogenaktivatoren	127

Lymphgefäße

11	Diagnostik der Lymphgefäßerkrankungen	129
11.1	Anamnese	129
11.2	Subjektive Symptome	130
11.3	Untersuchungsmethoden, die für die Praxis geeignet sind	130
11.3.1	Körperliche Untersuchung	130
11.3.2	Funktionsprüfung der Lymphgefäße durch Vitalfärbung mit Patentblau	132
11.4	Klinische Untersuchungsmethoden	132
11.4.1	Lymphangiographie	132
11.4.2	Weitere Methoden	132

12	Klinik der Lymphgefäßerkrankungen	133
12.1	Primäres Lymphödem	133
12.1.1	Familiäres kongenitales Lymphödem (Nonne-Milroy)	133
12.1.2	Familiäres nicht kongenitales Lymphödem (Meige)	133
12.1.3	Sporadisches primäres Lymphödem (idiopathisches Lymphödem)	133
12.1.4	Sonderformen	135
12.1.5	Stadien des Lymphödems	135
12.1.6	Komplikationen	135
12.1.7	Differentialdiagnose des primären Lymphödems	136
12.2	Sekundäres Lymphödem	136

13	**Konservative Therapie des primären und sekundären Lymphödems der Extremitäten**	140

Chirurgische Behandlungsmöglichkeiten

14	Arterielle Verschlußkrankheit	143
14.1	Indikation	143
14.1.1	Klinische Indikation	143

14.1.2	Angiographische Indikation	143
14.1.3	Allgemeine Indikation	144
14.2	Chirurgische Techniken bei Verschlußkrankheiten der unteren Extremitäten	144
14.2.1	Thrombendarteriektomie	144
14.2.2	Kunststoffimplantate	145
14.2.3	Venenbypass	145
14.2.4	Transplantate anstelle von autologen Venen	145
14.2.5	Lumbale Sympathektomie	146
14.2.6	Amputationen	146
14.3	Chronische arterielle Verschlußkrankheit an den supraaortischen Gefäßen	146
14.3.1	Stenosen und Verschlüsse der A. carotis	146
14.3.2	Stenosen und Verschlüsse der A. subclavia und des Truncus brachiocephalicus	147
14.3.3	Stenosen der A. vertebralis	147
15	**Periphere Venenerkrankungen**	148
15.1	Primäre Varikose	148
15.1.1	Stammvarizen	148
15.1.2	Insuffiziente Perforansvenen	148
15.1.3	Ulcus cruris	148
15.2	Akute Bein- und Beckenvenenthrombose	149
15.3	Venenthrombosen der oberen Extremität	149
15.4	Maßnahmen beim postthrombotischen Zustandsbild	149

Weiterführende Literatur ... 151
Sachverzeichnis ... 153

Zeichenerklärung:
- ▶ diagnostische Angaben
- ● Laborangaben
- ▷ spezielle Auswertungsverfahren
- ■ Therapieangaben
- ! Kontraindikation

Einleitende Bemerkung

Wenn auch in anatomisch-physiologischer Hinsicht das gesamte Herz-Kreislauf-System eine untrennbare Einheit darstellt, beschränkt sich in diesem Rahmen die Abhandlung der Angiologie vorwiegend auf die Erkrankungen der peripheren Gefäße. Dabei wird wiederum der Schwerpunkt auf die Erkrankungen der größeren Gefäße gelegt. Neben vielen Aspekten der Mikrozirkulation müssen die intrakraniellen Gefäße und die pulmonale Strombahn weitgehend unberücksichtigt bleiben. Auch die koronare Herzkrankheit soll nicht Gegenstand dieser Abhandlung sein; für sie gelten bezüglich der Therapie eigene, spezielle Prinzipien.

Arterien

Vorbemerkung. Im wesentlichen können die Arterienerkrankungen unter dem Begriff der **arteriellen Verschlußkrankheit (AVK)** zusammengefaßt werden, wobei die Ursache in 90% die *Arteriosklerose* ist. Entscheidender pathophysiologischer Mechanismus ist die arterielle Minderdurchblutung des abhängigen Stromgebiets. Leitsymptom ist die ischämische Funktionsstörung bzw. der Schmerz. Klinisch tritt die AVK am häufigsten an der unteren Extremität in Erscheinung.

1 Diagnostik der Arteriopathien

1.1 Anamnese

Dabei sollte das familiär gehäufte Auftreten von Gefäßerkrankungen und Arterioskleroserisikofaktoren beachtet werden; daher nach Hypertonie, Herzinfarkt, Schlaganfall und Diabetes mellitus in der Familie fragen.
In der Eigenanamnese ist in erster Linie nach den *Arterioskleroserisikofaktoren* zu fahnden, für die eine eindeutige statistische Korrelation zum Auftreten von Gefäßerkrankungen erwiesen ist (Tabelle 1). Über die Häufigkeit dieser Risikofaktoren bei Patienten mit peripherer AVK gibt Tabelle 2 Auskunft. Kombinationen von Risikofaktoren können das Auftreten von Gefäßerkrankungen überadditiv fördern (z. B. bedeutet ein Cholesterinwert > 250 mg/ 100 ml mit einem systolischen RR > 160 mmHg und einem Zigarettenkonsum > 20/Tag ein 10fach gesteigertes Herzinfarktrisiko).
Wenn auch das Alter ein entscheidender Risikofaktor ist, sollte doch bedacht werden, daß Gliedmaßenarterienverschlüsse bereits bei 2% der 35- bis 44jährigen und bei 6% der 45- bis 54jährigen Männer nachzuweisen sind – also den Patienten schon im Erwerbsleben betreffen können.
Wichtige expositionelle Momente für organische oder funktionelle Gefäßerkrankungen können häufige Kälte- und Nässeeinwirkung, Arbeiten mit hochfrequenten Preßluftgeräten, Gewerbegifte (Schwefelkohlenstoff, Arsen, Nikkel, Vinylchlorid, Kohlenmonoxid) und Medikamente (Ergotismus; allergisch-hyperergische Vaskulitiden; primär vaskuläre pulmonale Hypertonie durch Sympathomimetika) sein.
Schließlich muß bei der Anamnese immer bedacht werden, daß degenerative und entzündliche Gefäßerkrankungen in der Regel Ausdruck einer System-

▶ Tabelle 1. Risikofaktoren und Risikoindikatoren für Arterienerkrankungen

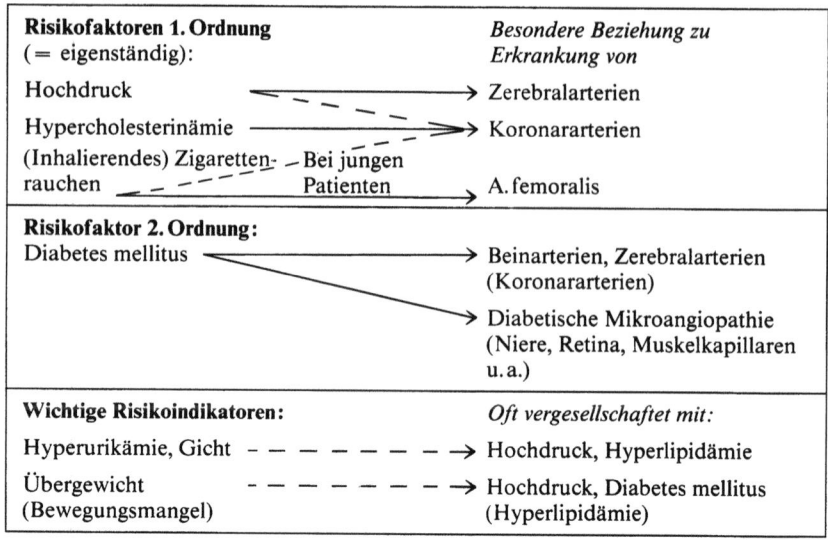

erkrankung sind. So sollten Symptome einer peripheren Gefäßerkrankung immer die Suche nach solchen der Koronar- und Zerebralarterien veranlassen und umgekehrt. Patienten mit Claudicatio intermittens erleiden 4mal so häufig einen Herzinfarkt wie ein Kontrollkollektiv ohne Gliedmaßenarterienverschluß.

1.2 Subjektive Symptome

▶ Frühsymptome können sein:
Parästhesien, Taubheitsgefühl, Kälteempfindlichkeit, Schwächegefühl und rasche Ermüdbarkeit der Gliedmaßen. Diese Symptome sind vieldeutig und werden oft vom Patienten nicht beachtet. In 90% der Fälle führt erst der Schmerz den Patienten zum Arzt:
▶ Typisch ist der belastungsabhängige, intermittierende Schmerz in Form der *Claudicatio intermittens* (an den Armen: *Dyspraxia intermittens*). Bei gleicher Belastung, d. h. Gehtempo, Steigung usw. bleiben gleich, tritt nach einer relativ konstanten Gehstrecke ein ziehender, spannender, krampfartiger Schmerz („Latenzschmerz") im Versorgungsgebiet distal des Strombahnhindernisses auf. Da das Hindernis meist im Oberschenkel-Poplitea-Bereich liegt, ist am häufigsten die Wadenmuskulatur betroffen. In ausgeprägten Fällen hat der Schmerz imperativen Charakter, d. h., er zwingt zum Stehenbleiben oder zur Verminderung des Gehtempos („intermittierendes Hinken"). Charakte-

Tabelle 2. Prävalenz von Risikofaktoren bei Patienten mit peripherer AVK (Medizinische Poliklinik der Universität München; n = 701; Männer : Frauen = 3 :1). „Ohne Risikofaktor" heißt: Nichtraucher; Cholesterin < 5,7 mmol/l = 220 mg/100 ml; Harnsäure: Männer < 393 µmol/l = 6,6 mg/100 ml, Frauen < 363 µmol/l = 6,1 mg/100 ml; sonst wie unten. In Klammern Vergleichswerte eines „Normalkollektivs" (dabei wurden z. T. mehrere Studien aus Südwestdeutschland zusammengefaßt, d. h., es handelt sich um Näherungswerte zu Vergleichszwecken) (nach Marshall 1980)

	Männer	Frauen
1. Ordnung Rauchen (ab 6 Zigaretten/Tag)	97% (53)	53% (26)
Hypercholesterinämie (ab 6,7 mmol/l = 260 mg/100 ml)	37% (12)	45% (12)
Bluthochdruck (ab 21,3/12,7 kPa = 160/95 mmHg)	20% (16)	77% (12)
2. Ordnung Manifester Diabetes mellitus	12% (5)	17% (5)
Übergewicht (ab + 10% nach Broca)	51% (30)	52% (36)
Hyperurikämie (ab 476 µmol/l = 8 mg/100 ml)	5% (5)	4% (1)
Ohne Risikofaktor	1,3% (30)	0%
Durchschnittsalter bei klinischer Manifestation der AVK	55,6 Jahre ± 8,5 Jahre	66,7 Jahre ± 8,7 Jahre

ristisch und differentialdiagnostisch verwertbar ist das rasche Aufhören des Schmerzes innerhalb weniger Minuten (weniger als 5 min) nach Stehenbleiben bzw. Beendigung der Belastung als Ausdruck einer noch ausreichenden Ruhedurchblutung.

Bei geringgradiger Angiopathie kann sich die beschwerdefreie Gehstrecke nach jeder Pause verlängern infolge belastungsinduzierter peripherer Vasodilatation und Blutdruckanstiegs; in schweren Fällen kann sie sich unter Belastung zunehmend verkürzen.

Am Arm führen organische arterielle Durchblutungsstörungen häufig zu Schwächegefühl und rascher Ermüdbarkeit, besonders bei Arbeiten mit erhobenen Armen, aber selten zu einem ischämischen Muskelschmerz, der zur Unterbrechung der Tätigkeit zwingt.

Der Claudicatio und Dyspraxia intermittens entsprechen pathophysiologisch die Belastungs-Angina-pectoris und die Angina abdominalis nach Nahrungszufuhr.

▶ *Charakteristika des angiopathiebedingten Schmerzes.* Auftreten durch relativ konstante Belastung (Gehstrecke) provozierbar; bei Steigerung der Belastung (Gehtempo, Steigung) frühzeitigeres Auftreten.
Charakter: ziehend, krampfartig.
Am häufigsten betroffen: Wade, zunächst fast immer einseitig.
Aufhören innerhalb weniger Minuten nach Unterbrechung der Belastung.
Das intermittierende Hinken ist Leitsymptom einer arteriellen Durchblutungsstörung. (Der Neurologe Erb beschrieb als erster die Claudicatio intermittens als Durchblutungsstörung und empfahl bereits forciertes Gehen als Therapie.)

1.3 Angiologische Untersuchungsmethoden, die für die Anwendung in der Praxis geeignet sind

1.3.1 Körperliche Untersuchung

▶ Zu beachten:
Hautfarbe
Hauttemperatur
Trophische Störungen } im Seitenvergleich
Ödem

Hautfarbe und -temperatur. Fast alle funktionellen und organischen Angiopathien, die sich an den Gliedmaßen manifestieren, zeigen charakteristische Muster von Hautfarbe und -temperatur.
Bei fortgeschrittener AVK mit unzureichender Kollateralisation findet sich eine blasse, kühle Haut. Bei peripherer Kreislaufdekompensation ist das Hautkolorit zyanotisch oder wachsfarben und an den Akren bis düster-livide infolge kapillärer Prästase und evtl. entzündlicher Randreaktion um Nekrosen.
Beim akuten *Arterienverschluß* findet sich eine typische scharfe Begrenzung von Blässe und Kühle entsprechend der Lokalisation des Verschlusses; erst später Ausbildung von Zyanose. Bei den *Phlegmasien* kommt als differentialdiagnostisch wichtiges Zeichen die Beinschwellung dazu. Typischer Befund bei *Akrozyanose* ist das „Irisblendenphänomen" (s. S.68).

Trophische Störungen. Frühe Zeichen: atrophische, papierdünne, schwer verschiebliche Haut mit verminderter Behaarung, dazu auch hyperkeratotische Areale; Schrunden (cave: Keimeintritt); Nagelveränderungen (Wachstumsverlangsamung, Brüchigkeit, Verdickung); Neigung zu Onycho- und Interdigitalmykosen; evtl. Muskelatrophie (bei arteriovenösen Fisteln kann es zu Hypertrophien, ggf. Riesenwuchs kommen).
Gewebsnekrosen: bei Arteriosklerose – sehr oft liegen dabei Mehretagenverschlüsse vor – meist akral lokalisiert (im Gegensatz zu venösen Ulzera); sie

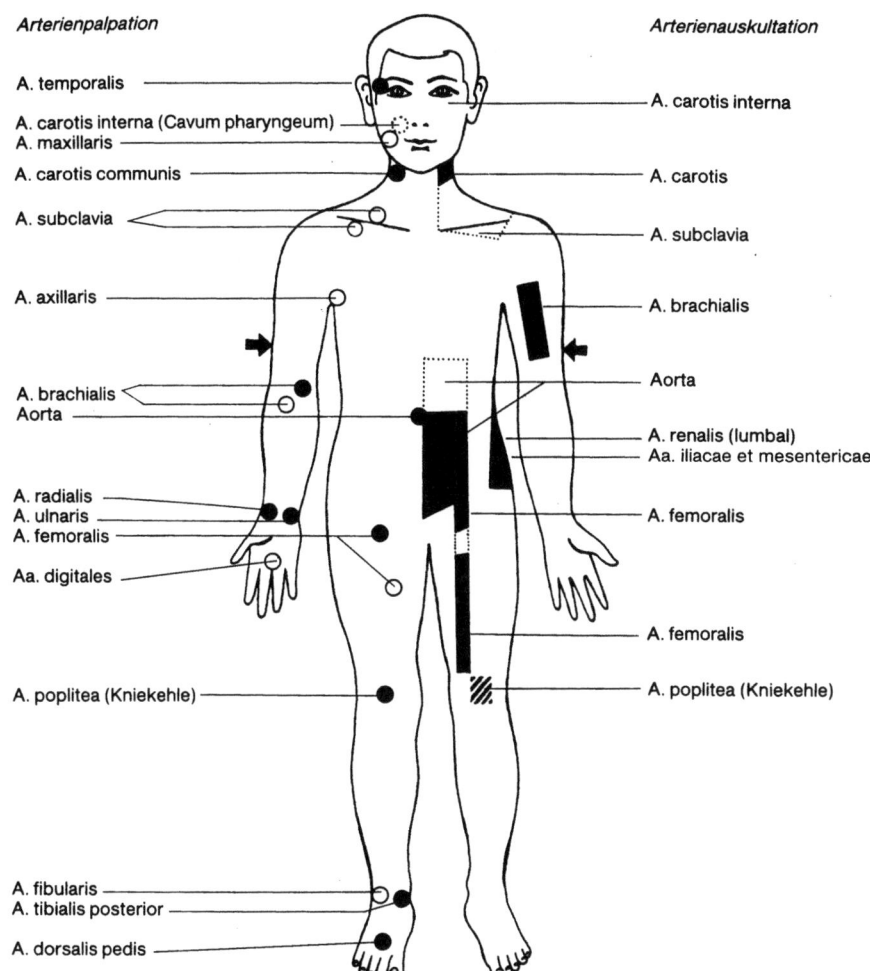

Abb. 1. Typische Stellen der Arterienpalpation und -auskultation. ● Obligatorische, ○ fakultative Palpationsstellen. ■ Regionen, in welchen Geräusche für stenosierenden Prozeß pathognomonisch sind. □ Regionen, in welchen auskultierte Geräusche nicht unbedingt pathognomonisch für Arterienstenosen sind [evtl. Herzgeräusche (oft doppelseitig supra- bzw. infraklavikulär) oder Ausdruck instabiler Strömung in multiplen Gefäßaufzweigungen bei Schlängelung und Knickung (Kinking) der Arterien]. ← Vergleichende Blutdruckmessung (bei Differenzen über 20 mmHg weitere Abklärung). (Nach Kappert 1981)

sind meist scharf begrenzt, stationär und trocken („trockener Brand"), während sie bei Diabetes mellitus unscharf begrenzt sind, zu rascher Ausbreitung mit Sekretion und perifokaler entzündlicher Infiltration neigen bei Bevorzugung von Ferse, Sohle und lateralem Fußrand („feuchter Brand"). Angiitische Gewebsdefekte sind meist stark schmerzhaft und zeigen flammendrote, entzündliche perifokale Bezirke. Typisch bei Endangiitis obliterans sind Fingerkuppennekrosen und bei Sklerodermie die sog. Rattenbißnekrosen.
Typisch für ein *Ulcus cruris arteriosum* ist die Kombination mit einer Claudicatio intermittens. Weiterhin sprechen starke Schmerzen, Freilegung von Knochen und Sehnen und eine Lokalisation lateral am Unterschenkel für eine arterielle Genese.

Ödem. Ödemneigung findet sich häufig bei Endangiitis obliterans; sonst nur in den Spätstadien der AVK mit Ruheschmerz und Gewebsnekrosen infolge gestörter Kapillarfiltration und gestörter venöser Hämodynamik mit lokalen Thrombosierungen. Förderung dieser Ödembildung durch Herabhängenlassen der Extremität und dadurch weitere Verschlechterung der Restzirkulation (s. auch 5.3.2.2).

Weitere Ödeme bei Angiopathien. Phlebothrombotisches und lymphatisches Ödem; mitunter extremes Ödem postoperativ nach Desobliteration bzw. Bypassoperation.

1.3.2 Pulstastung und Gefäßauskultation

Dabei handelt es sich um die aussagekräftigsten nicht apparativen angiologischen Untersuchungsmethoden, die zusammen mit der Anamnese bereits eine differenzierte Beurteilung bezüglich Erkennung, Lokalisation und Schweregrad des Gefäßschadens zulassen. Sie sollten Bestandteil jeder sorgfältigen körperlichen Untersuchung sein.

Pulstastung. Wichtig ist eine Raumtemperatur von 22–25 °C. Getastet wird an den typischen Palpationsorten im Seitenvergleich (Abb. 1). Bei unsicher positivem Tastbefund hilft die simultane Tastung des Radialispulses durch den Arzt oder eine mitzählende Hilfsperson.
Die A. dorsalis pedis zeigt im Gegensatz zur A. tibialis posterior öfters Verlaufsanomalien und ist daher nicht immer beim Gesunden zu tasten.
Distal einer Stenose kann es nach funktioneller Belastung der betroffenen Gliedmaße zu weiterer Pulsabschwächung oder vorübergehendem Verschwinden des Pulses kommen (Blutentzug zur betätigten Muskulatur). Auch einseitige Pulswellenverspätungen als Zeichen für Gefäßstenose oder -verschluß können palpatorisch nachweisbar sein (Pulswellenverspätung durch die überbrückenden Kollateralen).

Zur *paradoxen Pulsdissoziation* kommt es, wenn infolge guter Kollateralisation die peripheren Pulse (Fuß) tastbar sind, während die proximalen (A. femoralis, A. poplitea) fehlen.

Über und distal von Gefäßstenosen kann man oft ein Schwirren tasten, das durch Turbulenzen der Blutströmung entsteht. Ausgeprägt ist dieser Befund über oberflächlich liegenden Aneurysmen und über arteriovenösen Fisteln (Femoralis-, Popliteabereich). Distal von arteriovenösen Fisteln ist der Arterienpuls oft abgeschwächt.

Zur Palpation der *A. carotis* ist speziell anzumerken: Wegen der Möglichkeit des Auslösens von Synkopen nur am liegenden Patienten untersuchen unter leichter Kompression gegen die Halswirbelkörper.

! Die gleichzeitige doppelseitige Palpation ist strikt kontraindiziert; der Seitenvergleich muß immer nacheinander erfolgen.

Bei pathologischem Tastbefund weitere Überprüfung durch Palpation der A. facialis und A. temporalis superficialis. Da extrakranielle Karotisstenosen häufig lange klinisch asymptomatisch bleiben, bevor sie zu zerebralen Ischämien führen, ist die Karotispalpation obligater Bestandteil jeder angiologischen Untersuchung. Auch für die Entscheidung des therapeutischen Vorgehens (operativ/konservativ) bei Angiopathien in anderen Gefäßregionen ist das Wissen um Störungen der zerebralen Versorgung von wesentlicher Bedeutung.

Gefäßauskultation. Die Auskultation ermöglicht oft die Früherkennung von Gefäßstenosen in einem Stadium, in dem sie funktionell noch ohne Bedeutung und daher durch Palpation und evtl. durch Oszillographie noch nicht zu erfassen sind. Weiterhin ermöglicht sie bereits eine recht exakte Lokalisation. Sie gehört daher immer zum Untersuchungsgang bei allen Patienten mit Risikofaktoren für die AVK, auch wenn keine klinische Symptomatik vorliegt (Abb. 1). Besonders wertvolle Informationen sind von der Auskultation der Karotiden besonders bei älteren Patienten (Abb. 2), der Aorta abdominalis, der Mesenterial- und Nierenarterien und der Beckenarterien zu erwarten; darüber hinaus ist die Auskultation der A. subclavia und A. axillaris und der A. femoralis und A. poplitea diagnostisch bedeutsam (Abb. 1). Es ist wichtig, das Stethoskop nicht zu fest aufzudrücken, um keine artifizielle Stenose zu erzeugen.

Strömungsgeräusche sind zunächst nur Ausdruck abnormer Strömungsbedingungen. Während physiologischerweise in den Arterien eine laminare Strömung ohne Geräuschphänomene herrscht, treten beim Überschreiten eines kritischen Grenzwertes (2000) der Reynolds-Zahl (R = Gefäßradius × Flußgeschwindigkeit : Blutviskosität) Turbulenzen der Blutströmung auf, die zu vibrationsbedingten Geräuschen führen. Hauptursache ortsständiger Gefäßgeräusche ist das Auftreten von Turbulenzen an Gefäßeinengungen und -erweiterungen. Für die Lautstärke des systolischen Strömungsgeräusches mit meist

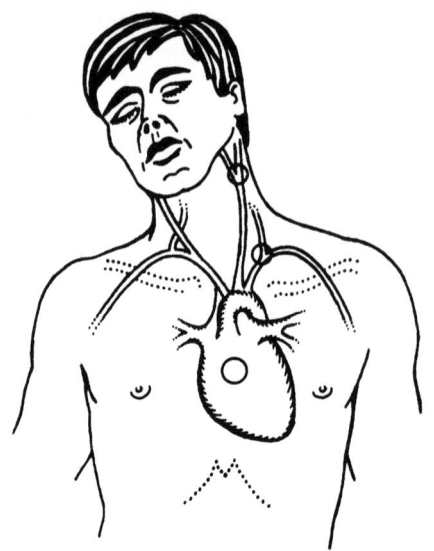

Abb. 2. Bei Vorliegen eines Systolikums über dem Herzen und über einer oder beiden Karotiden spricht eine stumme Zone zwischen Herz und Karotisgabel für ein Strömungsgeräusch der Karotis

rauhem Crescendo-Decrescendo-Charakter ist besonders die Beschaffenheit der Innenfläche der Gefäßwand von Bedeutung (starke Wirbelbildung bei ausgedehnter, starker Inhomogenität), während der Schweregrad der Stenosierung sich in einer Verschiebung des Amplitudenmaximums von der frühen Systole in die späte Systole ausdrückt (Objektivierung durch Phonoangiogra-

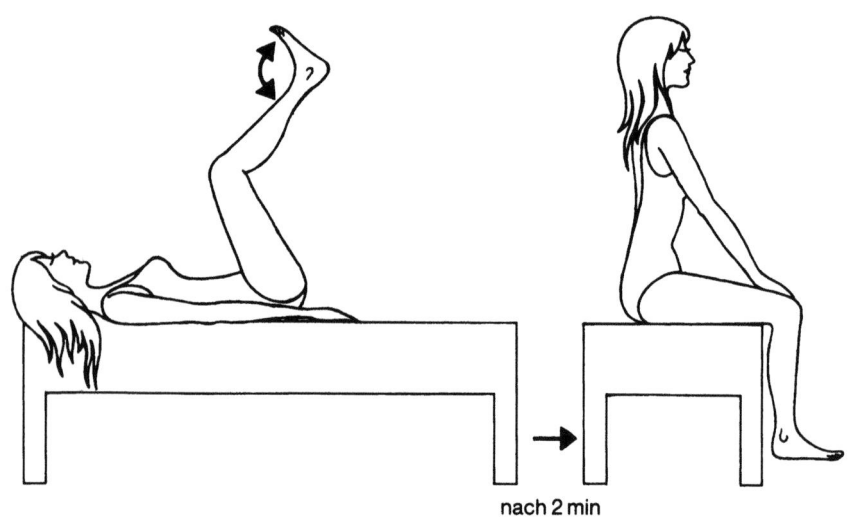

Abb. 3. Lagerungsprobe nach Ratschow

nach 2 min

phie möglich). Ein bis in die Diastole reichendes Gefäßgeräusch weist auf eine hämodynamisch sehr hochgradige Stenose hin (besonders wichtig im Bereich der A. carotis).

Wie sich aus der Berechnung der Reynolds-Zahl ergibt, können turbulenzbedingte Gefäßgeräusche besonders in großlumigen Gefäßen auch bei Steigerung des Herzminutenvolumens auftreten, z.B. bei körperlicher Anstrengung, Fieber, Hyperthyreose, Morbus Paget oder Anämien (dabei auch Viskositätsverminderung). Weiterhin müssen herznah die symmetrisch fortgeleiteten Geräusche von Aortenvitien abgegrenzt werden (Abb. 2). Systolika über arteriovenösen Fisteln werden typischerweise venös nach proximal fortgeleitet.

Mitunter können Gefäßstenosen, die unter Ruhebedingungen noch kein Strömungsgeräusch bewirken, durch Steigerung des Blutzeitvolumens durch Arbeit (z.B. Kniebeugen) oder postischämisch reaktiv (3minütige Stauung mit RR-Manschette über dem systolischen Druck, z.B. am Oberschenkel) doch nachgewiesen werden.

1.3.3 Einfache funktionelle Tests

1.3.3.1 Lagerungsprobe nach Ratschow

Sie hilft, die Verdachtsdiagnose einer obliterierenden Angiopathie abzusichern, im Seitenvergleich weiter zu differenzieren und gewisse Anhaltspunkte über den Schweregrad zu gewinnen.

Durchführung. In einem gut temperierten Raum hebt der Patient die Beine senkrecht in die Höhe (ggf. Abstützung mit den Händen durch Umgreifen der Oberschenkelrückseite oder durch den Arzt) und streckt und beugt die Füße in den Sprunggelenken 1mal/s, 2 min lang bzw. bis zum Auftreten von Schmerzen. Danach setzt sich der Patient sofort auf und läßt die Beine über die Untersuchungsliege herabhängen (Abb. 3). Der Untersucher muß dabei auf folgende Punkte achten (vgl. Tabelle 3):
▶ Abblassen von Zehen und Fußsohle *während der Fußübungen:* Seitengleich? Gleichmäßig?
▶ *Nach Aufsetzen:*
- Rötung von Fuß und Zehen:
  Rechtzeitig (innerhalb von 5 s)? Seitengleich? Gleichmäßig?
- Beginn der Venenfüllung am Fußrücken:
  Rechtzeitig (innerhalb von 15 s)? Seitengleich?
- Nachröte.

1.3.3.2 Faustschlußprobe

Sie ist der der Lagerungsprobe nach Ratschow entsprechende diagnostische Test an den Armen.

► **Tabelle 3.** Beurteilung des Ratschow-Tests

Durchblutungs-störung	Abblassen während Fußübungen (in s)	Reaktive Rötung nach Aufsetzen (in s)	Fußvenen-füllung (in s)	Nachröte
Keine	>60	Innerhalb 5	Innerhalb 15	∅
Leicht	60	10–30	20–30	+
Mittel	<60	30–60	30–60	++
Schwer	In Horizontallage	>60	>60	+++

Durchführung. Der Patient hebt beide Arme senkrecht und schließt 10mal kräftig beide Fäuste im Sekundenrhythmus.
► Der Arzt achtet auf Abblassen der Handinnenflächen und Finger (auch einzelner Fingerpartien).
Anschließend komprimiert der Untersucher beide erhobene Handgelenke des Patienten durch festes Umfassen. Nach weiteren 15 Faustschlüssen gibt der Arzt die Drosselung schlagartig frei und beobachtet die gesenkten, geöffneten Hände des Patienten bezüglich der
► Rötung:
Rechtzeitig (innerhalb von 4 s)? Seitengleich? Gleichmäßig?

Beurteilung. Verzögerte reaktive Hyperämie (Seitendifferenz) weist auf einen organischen Arterienverschluß hin. Aus der Ausdehnung der verzögerten Rötung kann auf die Verschlußlokalisation geschlossen werden.

1.3.3.3 Allen-Test

Er dient dem Nachweis eines isolierten Verschlusses der A. radialis oder der A. ulnaris.

Durchführung. Zur Prüfung der Durchgängigkeit der A. radialis komprimiert der Arzt kräftig mit dem Daumen die A. ulnaris und läßt die Faustschlußprobe durchführen und umgekehrt.

Beurteilung. Ein völliges Abblassen der Hand unter der Kompression zeigt den Verschluß des zu prüfenden, nicht komprimierten Gefäßes an.

Das Prinzip all dieser Tests besteht darin, daß das Blut gegen die Schwerkraft und somit gegen einen erhöhten Strömungswiderstand in die Extremität einfließt, während das venöse Blut beschleunigt und vermehrt abfließt. Diese Tests wurden allgemein als besonders ergiebige, nicht apparative angiologische Untersuchungsmethoden anerkannt, deren Vorteil in ihrer Einfachheit und beliebig häufigen Wiederholbarkeit liegt. Im Gegensatz zu sphygmographischen und angiographischen Methoden sind sogar Rückschlüsse auf die nutritive Gewebsdurchblutung möglich. Unter standardisierten Bedingungen, d. h. bei konstantem Arbeitstempo, sind diese Tests gut reproduzierbar und daher für Längsschnittbeobachtungen über Spontanentwicklung des Leidens bzw. Erfolg therapeutischer Maßnahmen geeignet.

Auch die *ärztlich kontrollierte Gehprobe* mit 120 Schritten/min ergibt relativ gut reproduzierbare Werte („claudication distance") und eignet sich daher zur Beurteilung therapeutischer Fortschritte. Allerdings muß bei häufiger Wiederholung ein Trainingseffekt berücksichtigt werden.

1.3.4 Apparative Diagnostik

Die Bedeutung der apparativen Diagnostik betrifft die Befundobjektivierung und -dokumentation, differentialdiagnostische und differentialtherapeutische Probleme und die Überprüfung therapeutischer Maßnahmen. Im folgenden werden die nichtinvasiven Techniken dargestellt.

1.3.4.1 Mechanische Oszillographie (nach Gesenius-Keller)

Dabei werden die pulssynchronen Volumenschwankungen eines von einer aufblasbaren Manschette umschlossenen Gefäßabschnittes unter abfallenden Druckeinwirkungen registriert. Erfaßt wird kein einzelnes Gefäß, sondern die Summe aller Pulsationen der großen bis mittleren Arterien eines Extremitätenabschnitts („Querschnittsbefund").

Vorteile sind Einfachheit, Preiswürdigkeit, Robustheit und Zuverlässigkeit des rein mechanisch arbeitenden Geräts mit der Möglichkeit der simultanen Registrierung an zwei Extremitäten. Ein Nachteil ist die Unempfindlichkeit, wodurch eine Beurteilung der Kurvenform kaum möglich ist und akrale Gefäßabschnitte (Finger, Zehen) nicht untersucht werden können. Frühe Angiopathiestadien können nicht erfaßt und funktionelle und organisch bedingte Durchblutungsstörungen kaum differenziert werden.

Das Standarduntersuchungsprogramm besteht aus der simultanen doppelseitigen Ableitung des Volumenpulses von Ober- und Unterarm, Handgelenk, Ober- und Unterschenkel, Knöchel, Fußrücken und Fußsohle. Bei Normotonikern beginnt die Registrierung mit einem Manschettendruck von 160 mmHg (21,3 kPa), der an jedem Extremitätenabschnitt stufenweise um 20 mmHg (2,7 kPa) bis auf 40 mmHg (5,3 kPa) gesenkt wird.

Die Extremitäten liegen in Herzhöhe. Wichtig ist die exakt symmetrische und exakt gleich feste Anlage der Manschetten.

Fehlerquellen sind seitendifferente Manschettenanlage (scheinbare Amplitudenverminderung bei lockerer Manschettenlage), einseitige Weichteilschwellungen oder Muskelatrophien; extreme Adipositas der Extremitäten führt ebenso wie ein Skleroderm zu starker Dämpfung der Oszillationen, desgleichen stark eingezogene Narben.

Man unterscheidet an dem mit abgestufter fallender Druckeinwirkung registrierten Oszillogramm („absteigende Stufenoszillographie") 3 Zonen (Abb. 4):

A. Obere Zone der kleinen Oszillationen: Dabei liegt der Manschettendruck über dem systolischen Blutdruck (Pulswellen von proximal anstoßend).

B. Mittlere Zone der großen Oszillationen: Dabei gibt es einen Manschettendruck, etwa im Bereich des arteriellen Mitteldrucks, bei dem sich die Arterien systolisch voll entfalten und in der Diastole wieder ganz kollabieren; bei diesem Druck finden sich die maximalen Amplituden im Oszillogramm; man bezeichnet diesen Bereich als *„oszillometrischen Index"*. Bei weiterer Druckabsenkung werden die Oszillationen wieder kleiner, da die Arterien diastolisch nicht mehr völlig kollabieren.

C. Untere Zone der kleinen Oszillationen: Dabei liegt der Manschettendruck unter dem diastolischen Blutdruck, so daß die pulsatorischen Volumenschwankungen z.T. von der Arterienwandspannung aufgefangen werden.

Beurteilung des mechanischen Ozillogramms. Überinterpretation der Kurvenbilder ist unbedingt zu vermeiden; sie ist beim Ungeübten häufige Ursache für schwerwiegende Fehldiagnosen. Sehr niedrige Oszillationen über dem Fußrücken sind diagnostisch nicht verwertbar (Plantaristyp der Blutversorgung). Aus der Höhe der Maximalausschläge („oszillometrischer Index") darf nicht quantitativ auf die Ruhedurchblutung im untersuchten Extremitätensegment geschlossen werden; in die Amplitude der Oszillationen gehen ein: Herzschlagvolumen, Blutdruckamplitude, Arterienwandeigenschaften, Weichteilmantel u.a. Patienten mit Arteriosklerose oder Hypertonie können besonders hohe Ausschläge zeigen, desgleichen aber auch Leistungssportler.
Entscheidende Beurteilungskriterien:
▶ Seitenvergleich bezüglich
- Höhe der Oszillationen,
- Lage des oszillometrischen Index,
- Form der Oszillationen.
▶ Analyse der Ableitungen entlang der einzelnen Gliedmaße.
Mit Vorbehalt:
▶ Vergleich zwischen oberer und unterer Extremität.
Hämodynamisch wirksame Gefäßstenosen führen zu einer Amplitudenreduzierung und zu einer Verschiebung des oszillometrischen Index nach rechts, d.h. zu den niedrigeren Manschettendrücken (Abb. 4).
Man kann dies bei einseitigen Stenosen quantifizieren durch Bestimmung des I. oszillometrischen Quotienten.

$$\text{I. oszillometrischer Quotient} = \frac{\text{oszillometrischer Index links}}{\text{oszillometrischer Index rechts}}$$

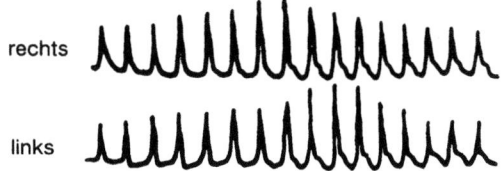

Abb. 4. Mechanisches Oszillogramm. Rechtsverschiebung des oszillometrischen Index links als Zeichen für eine vorgeschaltete Stenose

Der normale Schwankungsbereich liegt zwischen 0,85 und 1,15; bei linksseitiger Amplitudenminderung ist der Quotient < 1, bei rechtsseitiger > 1. (Der II. oszillometrische Quotient wird aus dem Verhältnis der Summe der oszillometrischen Indizes der Oberarme zu der der Unterschenkel gebildet und bei Verdacht auf beidseitigen stenosierenden Arterienprozeß im Bereich der Beine angewendet; Normalbereich 0,5–2,0.)
Die Verschiebung des oszillometrischen Index, der etwa im Bereich des arteriellen Mitteldrucks liegt, nach rechts ist pathognomonisch für ein proximal gelegenes, hämodynamisch wirksames Strombahnhindernis; eine fehlende Indexverschiebung schließt aber frühe Stadien der AVK nicht aus.
Die Beurteilung der Form der Oszillationen ist bei der mechanischen Oszillographie nur sehr beschränkt möglich. Am geeignetsten sind noch die Ausschläge im Bereich des oszillometrischen Index, die normalerweise
▶ steil ansteigen,
spitzgipflig sind und
tief am abfallenden Schenkel eine katakrote Dikrotie zeigen (Abb. 4; vergleiche auch Abb. 5).
▶ Bei Arteriosklerose verschwindet die katakrote Dikrotie mit zunehmendem Elastizitätsverlust der Arterienwand. Distal von hochgradigen Stenosen kommt es neben dem Amplitudenverlust zu Abflachung des ansteigenden Schenkels und zu Abrundung des Kurvengipfels. Jenseits von Verschlüssen finden sich nur noch flache, gleichschenklige Oszillationen, die im Extremfall ganz fehlen können.

1.3.4.2 Belastungsoszillographie

Sie dient der Erkennung von in Ruhe noch latenten Gefäßstenosierungen, ähnlich der Lagerungsprobe nach Ratschow, und kann mit dem Gerät nach Gesenius-Keller durchgeführt werden.
Nach dem Ruheoszillogramm wird nach 40 Zehenständen im Sekundenrhythmus (oder nach 5 min Ischämie durch Drosselung am Oberschenkel) über dem klinisch interessierenden Extremitätenabschnitt erneut oszillographiert (Manschettenkompressionsdruck entsprechend dem oszillometrischen Index in Ruhe).

▶ Beurteilt wird das Ausmaß der Amplitudenverminderung nach Belastung (bei Gefäßstenosen verstärkt) und die Dauer, bis die Ruheamplitudenhöhe wieder erreicht ist. Durch Seitenvergleich kann die Aussagekraft noch erhöht werden.

Die Belastungsoszillographie eignet sich zur Erkennung von Frühveränderungen (Präventivmedizin), zu Longitudinalbeobachtungen des Krankheitsverlaufs und zur Verifizierung therapeutischer Effekte.

1.3.4.3 Elektronische Oszillographie

Es gibt verschiedene Verfahren, von denen zumindest die apparativ einfacheren durchaus zur Anwendung in der Praxis empfohlen werden können. Der Vorteil der elektronischen Oszillographie liegt in der hohen Empfindlichkeit. Mit Einfachschreibern ist ggf. sogar eine aussagekräftige Untersuchung beim Hausbesuch möglich. Die Kurven sind meist gut differenziert und lassen daher Formeinzelheiten analysieren (Abb. 5). Mit den aufwendigeren Verfahren der seitenvergleichenden Simultanregistrierung können Kriterien zur Indikationsstellung für die angiographischen Untersuchungen gewonnen werden.

Akrale Oszillographie. Diese Methode benötigt den geringsten apparativen Aufwand. Es werden elektronische Pulsabnehmer auf Kondensatorbasis (elektrostatisches Infratonverfahren) verwendet, die mit einem Band unter Vermeidung von Einschnürung an den Zehen bzw. Fingerkuppen befestigt werden; auch Ableitungen von Handfläche, Fußsohle oder Amputationsstümpfen sind möglich. Es ist wiederum auf ausreichende Raumtemperatur, physische und psychische Entspannung des liegenden Patienten, bequeme Lagerung von Händen und Füßen in Herzhöhe und auf spannungsfreie Anlage der Pulsabnehmer zu achten. Routinemäßig sollten die Pulskurven von den Großzehen bzw. Daumen, bei entsprechender Fragestellung von allen Zehen und Fingern abgeleitet werden. Die Pulskurven werden über ein EKG-Gerät verstärkt und aufgezeichnet. Je nach Gerät ist die simultane Registrierung der akralen Oszillogramme jeweils beider Seiten, ggf. zusammen mit den Herztönen bzw. dem EKG (Bestimmung der Pulswellenlaufzeit), möglich (Papiervorschub üblicherweise 25 mm/s).

▶ **Auswertungskriterien sind:**
- Amplitudengröße,
- Kurvenform,
- Zeitwerte, dabei Seitenvergleich beachten.

Amplitudengröße. Der absolute Wert korreliert nicht quantitativ mit der Durchblutungsgröße (die Eichzacke des Geräts dient in diesem Fall nur der Überprüfung der Gerätefunktion). Dagegen spricht einseitige Höhenabnahme um mindestens 30% im Vergleich zur Gegenseite für einen einseitigen stenosierenden oder obliterierenden Arterienprozeß. Auch wechselndes Schlag-

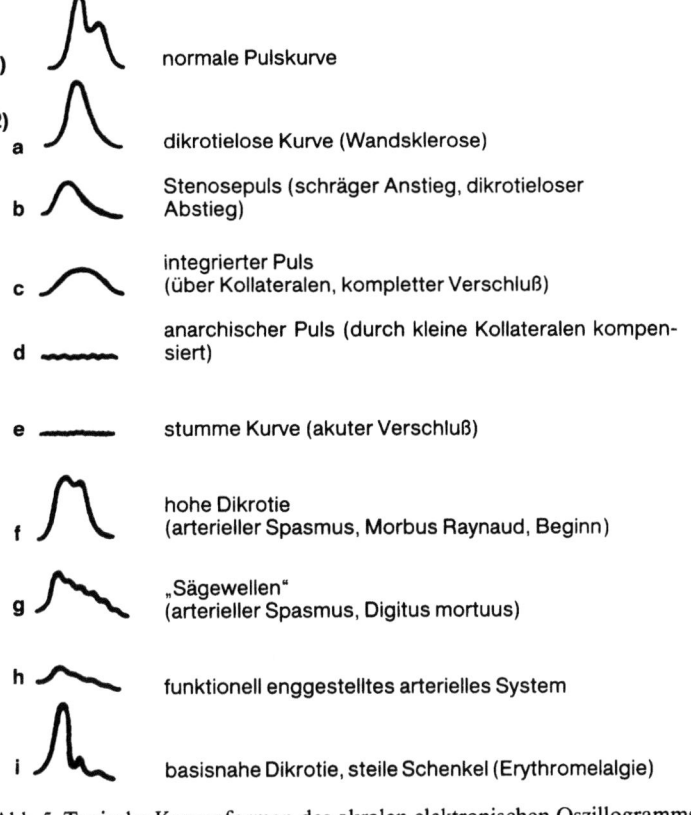

Abb. 5. Typische Kurvenformen des akralen elektronischen Oszillogramms. *1)* Normalkurve, *2)* pathologische Kurvenformen a–i. (Nach Kappert 1981)

volumen – z. B. bei Vorhofflimmern – zeigt sich in wechselnder Amplitudenhöhe. Vasospastik führt zu Kurvenabflachung, doch lassen sich durch höhere elektronische Verstärkung oder nach einem warmen Hand- bzw. Fußbad gut beurteilbare Kurven gewinnen. Auch bei Vasoneuropathien nehmen die kleinen Amplituden nach Wärmeanwendung oder Sympathikusblockade zu, während dies bei organischen Durchblutungsstörungen nicht der Fall ist (vgl. auch 1.3.4.1).

Kurvenform. Die Pulskurve des normalen akralen Oszillogramms weist einen steil ansteigenden anakroten Schenkel und einen langsamer abfallenden katakroten Schenkel mit Inzisur und dikroter Welle (infolge Eigenschwingung der Arterie = „rebound wave") auf.

Die Zeit vom Gipfel der Pulswelle bis zum Gipfel der dikroten Welle wird als Grundschwingungsdauer der Arterie bezeichnet. Bei maximaler Vasodilatation vertieft sich die Inzisur, und die dikrote Welle nähert sich der Basis. Höherwandern der Dikrotie mit Abflachung der Inzisur spricht für arterielle Engstellung.

Bei Vasospastik, z. B. nach Kältereiz, kann die Dikrotie ganz verschwinden, um nach Wärmeanwendung wieder aufzutreten.

▶ Gegenüber der normalen Kurvenform lassen sich folgende *pathologische Typen* unterscheiden (Abb. 5 und 7):
a) Starre Form: Dikrotielose Kurve bei Elastizitätsverlust der Arterien infolge Wandsklerose.
b) Stenosepuls: Verminderte Amplitude, langsam ansteigender Schenkel, aber noch deutlich steiler als der dikrotielose absteigende Schenkel.
c) Integrierte Pulsform: Symmetrische, oben abgerundete, dikrotielose Pulskurve mit gleicher Abflachung von anakrotem und katakrotem Schenkel. Es handelt sich um den „kompensatorischen Puls" großkalibriger Kollateralen, die Verschlüsse der Stammarterien kompensieren.
d) Anarchische Kurvenform: Kleine, arrhythmische Ausschläge bei durch ein kleinkalibriges Kollateralsystem („Hypervaskularisationstyp") kompensierten Verschlüssen.
e) Stumme Kurve: Auch bei höchster Verstärkung bis auf einzelne Erhebungen fehlende Pulsationen, vor allem bei akuten Arterienverschlüssen vor Ausbildung eines funktionstüchtigen Kollateralkreislaufs; aber auch bei sehr schlecht kompensierten chronischen Verschlüssen.
f) Hochsitzende Dikrotie bei funktionellen Angiopathien (Morbus Raynaud u. a.).
g) „Sägewellen" im absteigenden Schenkel bei insgesamt abgeflachter Kurve bei vasospastischer Diathese.
h) Stark abgeflachte Kurve mit steilem anakroten Schenkel und flachem absteigenden Anteil bei funktionell enggestelltem Arteriensystem (Digitus mortuus u. a.).
i) Kurven mit steilem ana- und katakroten Schenkel mit basisnaher Dikrotie bei abnorm weitgestelltem Arteriensystem (z. B. Erythromelalgie).

Zeitwerte. Sie sind wichtig für die Früherkennung der chronischen arteriellen Verschlußkrankheit. Voraussetzung zur Messung ist eine rhythmische Herzaktion.

▶ Folgende Werte werden bestimmt (Abb. 6):
a) Pulswellenlaufzeit P (normal bis 0,3 s),
b) ggf. Seitendifferenz D der Pulswellenlaufzeit,
c) Inklinationszeit I (normal bis 0,2 s),
d) Gipfelzeit G (normal bis 0,25 s),
e) Quotient Q aus Pulsanstiegs- und Pulsabfallszeit (normal bis 0,5).

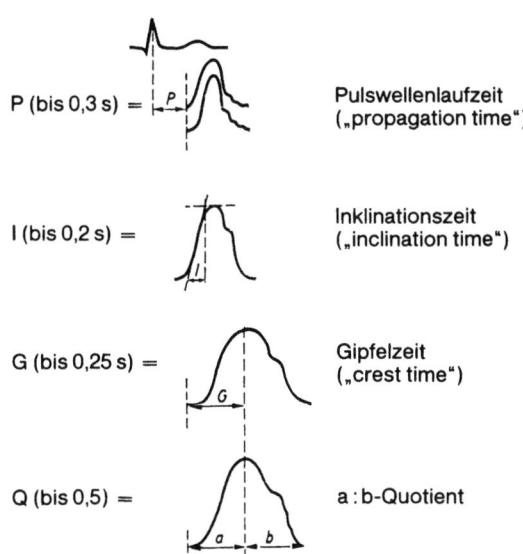

Abb. 6. Bestimmung der Pulskurvenzeitwerte des akralen elektronischen Oszillogramms. (Nach Kappert 1981)

a) Die Pulswellenlaufzeit P („propagation time") wird von der Spitze der R-Zacke des EKG (oder vom Beginn des 1. Herztons, dann normal bis 0,28 s) bis zum Beginn des ansteigenden Pulsschenkels gemessen. Sie ist abhängig vom Gefäßtonus und nimmt mit dem Alter ab. Erhebliche Verlängerungen über die Norm sind pathognomonisch für stenosierend-obliterierende Gefäßprozesse, besonders bei gleichzeitigen Seitendifferenzen (Abb. 7).
b) Bestimmung evtl. vorhandener Seitendifferenzen der Pulswellenlaufzeit (Abb. 7).
c) Zur Bestimmung der Inklinationszeit I („inclination time") wird am anakroten Schenkel eine Tangente angelegt und durch den Gipfel der Pulskurve die Parallele zur Basislinie gezogen. Der Abstand des Schnittpunktes dieser Linien vom Beginn des anakroten Schenkels ergibt I (s. Abb. 6).
d) Die Gipfelzeit G („crest time") ist der Abstand zwischen Beginn des anakroten Schenkels und dem höchsten Punkt der Pulskurve (s. Abb. 6). G ist bei Frühfällen, besonders bei einseitiger Verlängerung, ein hochwertiges Kriterium (s. Abb. 7).

Eine Verlängerung mehrerer dieser Zeitwerte ist beweisend für einen stenosierend-obliterierenden Arterienprozeß, besonders bei deutlicher Seitendifferenz (s. Abb. 7). In Grenzfällen helfen die funktionellen Tests (Lagerungsproben) oder bei entsprechender Indikation die Angiographie weiter.

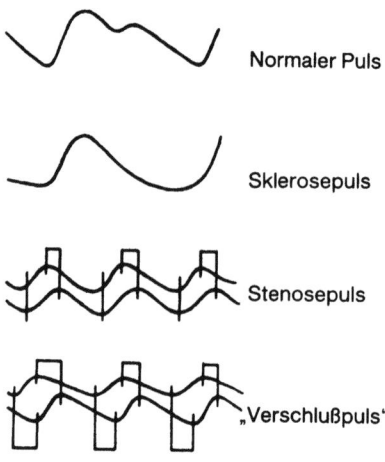

Abb. 7. Auswertung des akralen elektronischen Oszillogramms. *Normaler Puls* (Pulswellenlaufzeit P 0,2–0,3 s, Gipfelzeit G 0,16–0,25 s, Quotient Q 0,12–0,5), *Sklerosepuls* mit Dikrotieverlust, *Stenosepuls* mit verlängerter Gipfelzeit, „*Verschlußpuls*" mit verlängerter Pulswellenlaufzeit und verspätetem Pulsgipfel

Die akrale Oszillographie mit Analyse der Kurvenform eignet sich auch zum Nachweis funktioneller Angiopathien. Die Differenzierung gegenüber organischen Verschlußkrankheiten erfolgt in Zweifelsfällen aufgrund der Wirkung gefäßerweiternder Maßnahmen (Wärme, medikamentös, Sympathikusblockade), die bei funktionellen Angiopathien zu weitgehender Normalisierung des Kurvenbilds führen.

1.3.4.4 Arterielle Kreislaufuntersuchungen mit der Ultraschall-Doppler-Methode

Die Ultraschall-Doppler-Untersuchung (USD) ist eine gefahrlose, wenig zeitaufwendige Methode, die gut reproduzierbare Ergebnisse mit hohem Aussagewert liefert. Sie gilt inzwischen allgemein als die für Klinik und Praxis am besten geeignete von den einfachen, nicht invasiven, apparativen angiologischen Methoden.

Es gibt mittlerweile sehr kleine, zuverlässige, preisgünstige nichtdirektionale Geräte, deren Bedienung so vereinfacht wurde, daß sie für einfache Untersuchungen einer eingearbeiteten Hilfskraft übertragen werden kann.

All diese Geräte weisen arterielle und venöse Blutströmung nach dem Doppler-Prinzip nach (Abb. 8):

Die von einem Ultraschallsender in der Doppler-Sonde ausgehenden Wellen werden an den vorbeiströmenden Blutkörperchen unter entsprechender Frequenzänderung (Doppler-Effekt) reflektiert und von einem Empfänger im gleichen Sondenkopf aufgenommen. Es werden bevorzugt 4- oder 8-MHz-

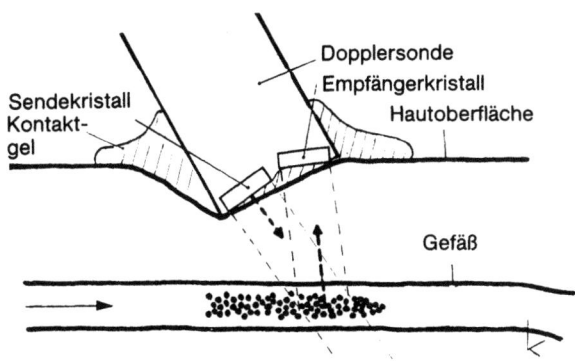

Abb. 8. Wirkungsweise einer Ultraschall-Doppler-Sonde (nach Marshall 1981 b). Es gilt dafür folgende Formel, die die Beziehung zwischen der Frequenzänderung des Ultraschalls bei der Reflexion, der Sondenstellung und der Blutstromgeschwindigkeit wiedergibt: $\Delta F = \dfrac{2F_a \cdot V \cdot \cos\beta}{c}$; F_a = Frequenz des ausgesandten Ultraschalls (US); ΔF = Differenz zwischen ausgesandter und reflektierter US-Frequenz; V = Blutströmungsgeschwindigkeit; c = Geschwindigkeit des US im Gewebe; β = Einfallswinkel des ausgesandten US zur Gefäßachse; ΔF ist der Blutstromgeschwindigkeit praktisch proportional

Geräte verwendet. Die Eindringtiefe ist von der Frequenz abhängig; je höher die Frequenz, um so geringer ist die Eindringtiefe; bei 8 MHz maximal 3,5 cm. Dies muß ggf. bei der Beschallung tiefliegender Gefäße, z. B. der A. vertebralis oder der V. cava inferior, bedacht werden. Je höher die Ultraschallfrequenz, um so langsamere Blutströmung kann andererseits nachgewiesen werden: bei 8 MHz ca. 3 cm/s – dies kann bei extremer Verlangsamung der Blutstromgeschwindigkeit, z. B. bei peripherer Ischämie, von Bedeutung sein. Die blutströmungsanzeigende Frequenzänderung wird über einen Lautsprecher oder Kopfhörer hörbar gemacht oder als Hämotachygramm (HTG, s. Abb. 9) aufgezeichnet. Ein hoher Ton entspricht einer schnellen (arteriellen) Blutströmung und umgekehrt. Das beste Doppler-Signal wird empfangen, wenn der Winkel der Doppler-Sonde zur Längsachse des untersuchten Gefäßes 45° beträgt; beträgt er 90°, kann kein bzw. nur ein schwaches Signal empfangen werden.

▶ *Untersuchung des peripheren arteriellen Systems.* Die für die Hämodynamik wichtigsten quantitativen Parameter sind Druck und Stromzeitvolumen. Mit der Ultraschall-Doppler-Technik läßt sich auch in ganz peripheren Gebieten die Blutströmung nachweisen, und der Blutdruck exakt messen, so an den Fuß- und Digitalarterien. In einem gewissen Umfang sind auch quantitative Aussagen über das Stromzeitvolumen möglich.

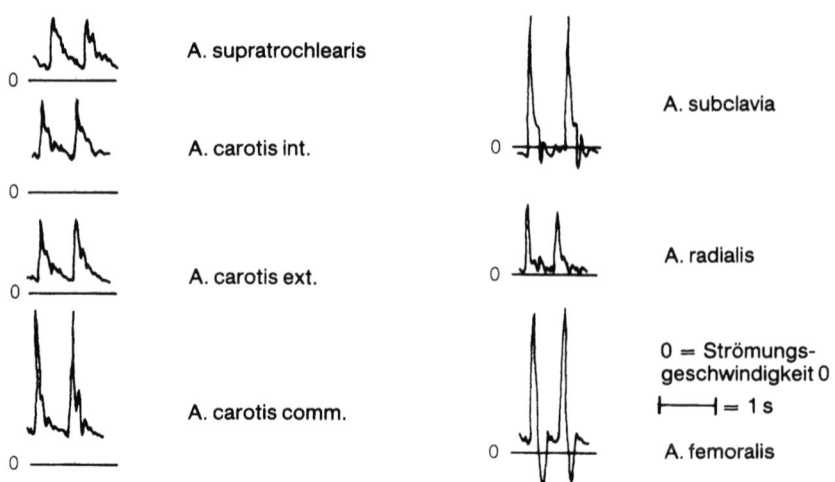

Abb. 9. Charakteristische Hämotachygramme (HTG) von Arterien, die einer Untersuchung mit der Ultraschall-Doppler-Sonde zugänglich sind. Positive Ausschläge bedeuten orthograde, negative retrograde Blutströmung (die Extremitätenarterien zeigen demnach in der frühen Diastole einen Rückstrom). Die Amplitudenhöhe entspricht der Blutstromgeschwindigkeit. (Nach Marshall 1981 a)

Normalerweise ist der systolische Knöchelarteriendruck – nicht der arterielle Mitteldruck – in Ruhe gleich hoch oder höher als der Druck am Oberarm, so daß der Quotient Knöcheldruck : Oberarmdruck ≥ 1 ist (stattdessen kann auch der Druckgradient Knöcheldruck − Oberarmdruck angegeben werden). Bei arterieller Minderdurchblutung eines Beins liegt der Quotient auf der betroffenen Seite deutlich unter 1. Korrekte Druckwerte am Oberarm vorausgesetzt (beidseitige Messung mit der USD-Sonde, ggf. höheren Wert berücksichtigen), spricht eine Druckdifferenz zugunsten der oberen Extremität von mehr als 4 kPa (30 mmHg) für eine Stenose oder einen Verschluß im Bereich der arteriellen Versorgung des betroffenen Beins. Werte um 10% unter dem Systemdruck (Quotient $< 0,9$) gelten bereits als pathologisch. Ruhedruckwerte im Knöchelbereich um 5,3 kPa (40 mmHg) bedeuten akute Gefährdung des Fußes, und poststenotische systolische Druckwerte um 2,7–4,0 kPa (20–30 mmHg) bedeuten Gangrängefahr.

Die Knöcheldruckmessung nach Belastung (z. B. 20 Zehenstände) oder postischämisch (5 min arterielle Okklusion am Oberschenkel) erlaubt die Beurteilung der funktionellen Kapazität der Arterien bzw. des Kollateralsystems. Beurteilungskriterien sind dabei das Ausmaß des Druckabfalls nach Belastung und die Dauer des Wiederanstiegs zu den Ausgangswerten (= „Rückkehrzeit": normal unter 2 min; Werte von 5–6 min sprechen z. B. für eine ausreichende kollaterale Funktion; auch der Seitenvergleich ist heranzuziehen). Damit lassen sich bereits vor der typischen klinischen Symptomatik pathologische Veränderungen erfassen, so daß in gewissem Umfang eine Frühdiagnostik betrieben werden kann.

Fehlerquellen. Bei Hypertonikern können sich trotz ausgeprägter Durchblutungsminderung relativ hohe Druckwerte finden. Bei schweren Gefäßverkalkungen (z. B. Mönckebergsche Mediaverkalkung bei Diabetikern) kann dieses Verfahren der peripheren Druckmessung versagen, da die Gefäße dann nicht mehr komprimierbar sind und sich falsch hohe, meist extreme Druckwerte ergeben (eine einfache Röntgenaufnahme klärt oft den Sachverhalt); ähnliches gilt auch für starke Ödeme. Schließlich können verminderte Druckwerte an *beiden* Armen zu Fehlbeurteilungen führen.

Methodisches Vorgehen. Zur Messung des Blutdrucks am Fuß wird die Staumanschette eines üblichen Blutdruckgeräts am liegenden Patienten oberhalb des Knöchels angelegt und die Doppler-Sonde nach Aufbringen eines Kontaktgels etwa im 45°-Winkel zur Längsrichtung des Gefäßes ohne Druck z. B. über der A. dorsalis pedis aufgesetzt. Beim langsamen Ablassen des Drucks der aufgeblasenen Manschette gibt das erste hörbare Doppler-Signal den systolischen Perfusionsdruck in der jeweiligen Arterie wieder. Entsprechend wird an der A. tibialis posterior und an der A. fibularis am unteren Rand des Außenknöchels vorgegangen, bzw. an der A. radialis und A. ulnaris und ggf. an der A. poplitea (beidseitiger Druckabfall ist als Hinweis auf Aortenstenose oder -verschluß zu werten). Durch getrennte Messungen an Ober- und Unterschenkel bzw. Ober- und Unterarm kann eine Etagenlokalisation des Strombahnhindernisses durchgeführt werden. Dabei werden zur Kompression des Oberschenkels korrekterweise breitere Manschetten als üblich benötigt. Mit entsprechend kleinen Manschetten ist auch eine Druckmessung an den Fingern möglich.

Die USD-Methode eignet sich gut zur Bestimmung niedriger Druckwerte und zeigt gute Übereinstimmung mit simultan blutig gemessenen Druckwerten. Auch der Nachweis von arterieller Blutströmung in Digitalarterien ist in der angegebenen Weise einfach und zuverlässig möglich (Nachweis peripherer Verschlüsse beim akralen Ischämiesyndrom). Im übrigen können Verschlüsse all derjenigen Arterien nachgewiesen werden, die einer Ortung mit der Doppler-Sonde zugänglich sind.

Mit den aufwendigeren richtungs- und frequenzdiskriminierenden Ultraschall-Doppler-Geräten mit der Möglichkeit zur Aufzeichnung des eichbaren, von der Blutstromgeschwindigkeit abhängigen Dopplersignals können allgemein Blutströmungsrichtungs- und -geschwindigkeitsänderungen (Hämotachygramm = HTG) registriert werden (Abb. 9) und damit u. a. Carotis-interna-Stenosen und -Verschlüsse, Carotis-communis-Stenosen und Subklaviaanzapfsyndrome erkannt und beurteilt werden. Durch simultane Aufzeichnung des EKG oder eines Phonokardiogramms (Aortenklappenschluß) ist eine

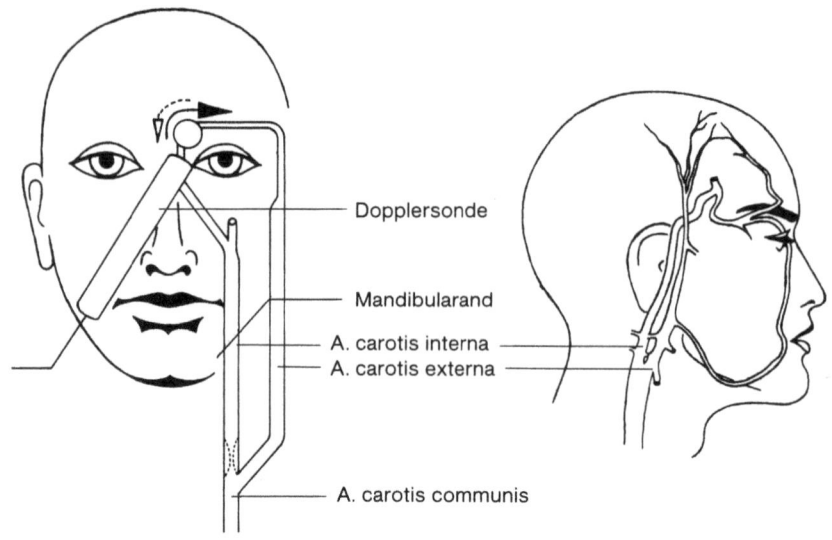

Abb. 10. Ultraschall-Doppler-Untersuchung bei Carotis-interna-Stenose. Die Doppler-Sonde ist paranasal über dem inneren Augenwinkel aufgesetzt. (Nach Marshall 1981 a)

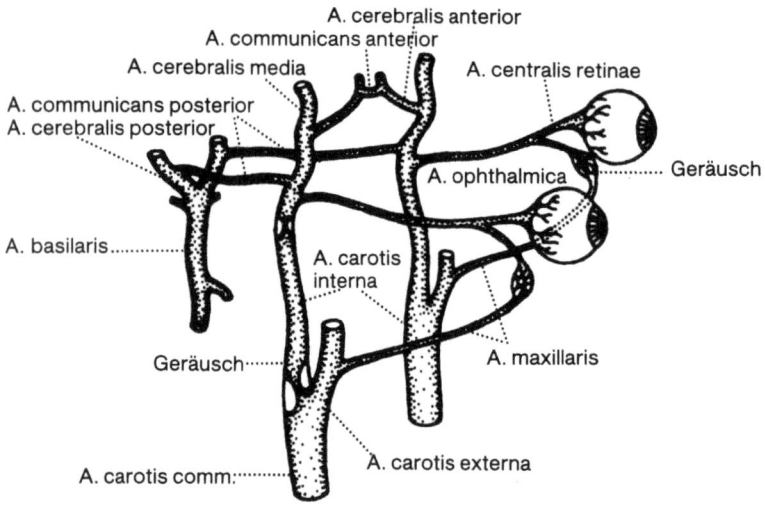

Abb. 11. Schema der Kollateralgefäßversorgung bei Carotis-interna-Verschluß über die A. ophthalmica. (Nach Ratschow 1962)

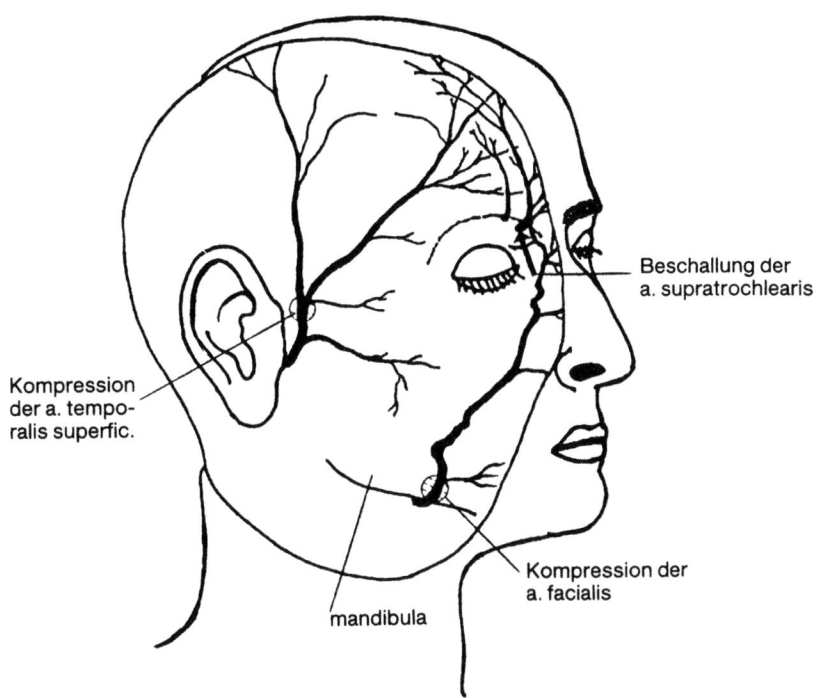

Abb. 12. Anastomosen der A. supratrochlearis mit Ästen der A. carotis externa und die zugehörigen Kompressionspunkte. (Nach Marshall 1981 a)

exakte zeitliche Zuordnung des HTG und die Bestimmung von Pulswellenlaufzeiten möglich. Bei hämodynamisch wirksamen Carotis-interna-Stenosen kommt es zur Stromrichtungsumkehr in der gleichseitigen A. supratrochlearis infolge Kollateralisation über das Stromgebiet der A. carotis externa. Physiologischerweise weist die Stromrichtung nach außen auf die paranasal über dem inneren Augenwinkel aufgesetzte Doppler-Sonde zu (Abb. 10 und 12), da die A. supratrochlearis via A. ophthalmica von der A. carotis interna versorgt wird. Durch Kompression verschiedener Carotis-externa-Stromgebiete kann die Aussage dieser Untersuchungsmethode noch gesteigert werden (Abb. 11 und 12, s. u.).

▶ *Zur direktionalen USD-Untersuchung des Karotisstromgebiets.* Die A. supratrochlearis und supraorbitalis sind die frontoorbitalen Endäste der A. ophthalmica aus der A. carotis interna. Die A. supratrochlearis ist weitgehend konstant und isoliert am medialen Augenwinkel auffindbar und anastomosiert mit Endästen der gleich- und der gegenseitigen A. carotis externa (daher ist ggf. auch immer kontralaterale Kompression erforderlich) (Abb. 12).

Bei der direktionalen USD-Untersuchung der A. supratrochlearis ist ein normaler Befund in über 90% richtig, in rund 6% falsch-negativ. Fast 90% der pathologischen Doppler-Befunde entsprechen im Angiogramm Verschlüssen bzw. Stenosen; speziell höhergradige Stenosen (d. h. über 50%ig) lassen sich nachweisen. Die Unterscheidung zwischen Stenose und Verschluß ist durch Beschallung der A. supratrochlearis allein ohne zusätzliche Untersuchung der Karotiden nicht möglich.

Bezüglich der pathologischen Durchströmung der A. supratrochlearis sind alle Übergänge möglich: Verminderung der orthograden Durchströmung, Ausbildung eines Druckgleichgewichts ohne nachweisbaren Blutfluß oder retrograde Durchströmung.

Retrograde Durchströmung der A. supratrochlearis mit hoher diastolischer Strömungsgeschwindigkeit (über ⅓ der Gesamtamplitude) spricht mehr für Verschluß der A. carotis interna.

Das Kriterium „Strömungsumkehr" erlaubt in ca. 98% die Voraussage einer Stenose oder eines Verschlusses der A. carotis interna.

Bei „Null-Durchströmung" kann eine hämodynamisch wirksame Strömungsbehinderung in über 80% vorausgesagt werden (zusammen mit Kompressionstests).

Einseitige Amplitudenverminderung ist – optimale Untersuchungstechnik vorausgesetzt – nur verwertbar, wenn sie ausgeprägt ist, d. h. über 40% gegenüber der Gegenseite. Dann ist auch sie Hinweis für ein Strombahnhindernis im Internabereich; dabei sind Kompressionstests besonders wichtig (Trefferquote über 70%).

▶ **Kompressionstests.** Digital komprimiert werden die A. temporalis superficialis (über dem Jochbein am oberen Ohrmuschelansatz) und die A. facialis (am Mandibularand) einzeln und kombiniert und ggf. auch kontralateral (Abb. 12); Kompressionsdauer mindestens 10 Herzaktionen (bei beidseitiger Kompression wird eine Hilfsperson benötigt). Dabei wird die Kollateralversorgung aus dem Externastromgebiet unterbrochen, was ggf. zu einer orthograden Durchströmung der A. supratrochlearis führt.

Ausnahmsweise kann auch die Kompression der A. carotis communis diagnostisch hilfreich sein – diese jedoch nur unter *Reanimationsbereitschaft:* Bei Verschluß der A. carotis interna kann sehr selten eine so gute Kollateralversorgung über den Ramus communicans anterior durch die kontralaterale A. carotis vorliegen, daß erst nach deren Kompression ein Druckabfall in der gegenseitigen A. ophthalmica nachweisbar wird.

Ein Absinken des „D-Werts" (mittlere diastolische Amplitude) im HTG der A. carotis communis (vgl. Abb. 9) weist auf eine Stenose der A. carotis interna. Wird D etwa Null, deutet das auf einen Verschluß der A. carotis interna (damit sind evtl. auch stenosierende, obliterierende Prozesse distal des Ophthalmicaabgangs feststellbar).

▶ Die *A. vertebralis* ist oft unterhalb des Processus mastoideus schallbar; die Sonde ist dabei auf den oberen Wulst des Atlasquerfortsatzes gerichtet (Nachweis eines Vertebralisverschlusses).

Bei normalem USD-Befund ist eine Angiographie aber immer indiziert, wenn klinisch der Verdacht auf eine Carotis-interna-Stenose besteht. Die über den großen Arterien (z. B. A. carotis communis und Aa. carotis interna und externa, A. subclavia, A. femoralis) aufgezeichneten Hämotachygramme können Aufschluß über Gefäßveränderungen geben. So findet sich z. B. im Bereich einer Stenose eine hohe Strömungsgeschwindigkeit; ausreichend weit distal davon läßt sich u. U. ein verzögerter systolischer Geschwindigkeitsanstieg nachweisen. Die diastolischen Stromrichtungsänderungen (s. Abb. 9) hängen u. a. vom peripheren Gefäßwiderstand ab und zeigen typische Änderungen bei arteriovenösen Kurzschlüssen und selbstverständlich bei Aorteninsuffizienz (Rezirkulation). Allerdings sind eine exakte Ableitung und die Interpretation dieser Kurven oftmals schwierig.

▷ Spezielles Auswertungsverfahren: *Pulsatilitätsindex (PI)* = Quotient aus Amplitude (a + b) und mittlerer Blutstromgeschwindigkeit (normal bis etwa 4,5 an der A. femoralis) (Abb. 13).

Der PI ermöglicht eine semiquantitative Analyse der Dopplerpulskurven von Extremitätenarterien, da er von der Sondenwinkelstellung unabhängig ist (Möglichkeit der Unterscheidung von Stenosen und Verschlüssen; Beurteilung des Erfolgs gefäßchirurgischer Maßnahmen).

Spezielle Anwendungen der Ultraschall-Doppler-Methode. Exakte systolische Blutdruckmessung bei Patienten im Schock und in der Pädiatrie. – Lokalisierung nicht tastbarer Gefäße zum Zwecke der Punktion, z. B. auch in der Notfallmedizin zur Schaffung eines zentralvenösen Zugangs. – Typische Strömungsprofile über der A. subclavia, A. axillaris und A. carotis und über der Jugularvene bei bestimmten Vitien. – Nachweis einer unterbrochenen Hodendurchblutung bei Strangulation der A. spermatica. – Nachweis der ausgefallenen Blutzirkulation als einfach feststellbares Todeszeichen (Hilfsmethode zur Festlegung des Angiographiezeitpunkts) u. a.

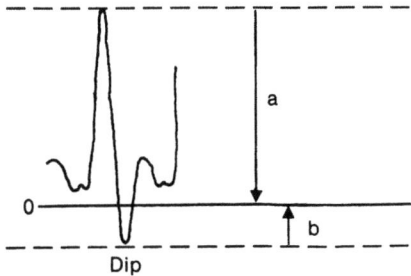

Abb. 13. Amplitude a + b im Hämotachygramm zur Bestimmung des Pulsatilitätsindex

Auf die nur klinisch oder wissenschaftlich bedeutsamen angiologischen Methoden soll hier nicht näher eingegangen werden. Sie werden lediglich im folgenden erwähnt und ggf. kurz erläutert.

1.4 Zusammenfassung der wichtigen diagnostischen Methoden in der Angiologie

▶ Entscheidend sind Anamnese *(Claudicatio intermittens,* Ruheschmerz; Angina pectoris; intermittierende zerebrale Ischämie) und Untersuchung *(Gefäßpalpation und -auskultation;* funktionelle Tests: Ratschow-Lagerungsprobe u. a.).
Die *apparativen Methoden* dienen der weiterführenden Beurteilung. In der qualitativen Aussage unübertroffen ist die *Angiographie* (Femoralisangiographie, hohe oder tiefe Aortographie; Katheterangiographie – ggf. selektiv oder superselektiv; Phlebographie; s. Abb. 14). Sie ist entscheidende wissenschaftliche Referenzmethode und ist praktisch für jede eingreifende therapeutische Maßnahme (Gefäßchirurgie; Katheterrekanalisation; Thrombolyse) unabdingbare Voraussetzung; vom Aufwand her ist sie aber an größere Kliniken gebunden. Für spezielle Fragestellungen, wie Aortenaneurysmen oder Gefäßwandzysten, hat sich die *Ultraschalltomographie* – besonders mit dem schnellen B-Scan-Verfahren – als ungefährliche, unbelastende, rasche Untersuchungsmethode bewährt.
Quantitative Methoden besonders für wissenschaftliche Fragestellungen sind die *Venenverschlußplethysmographie* (Messung der Volumenzunahme einer Extremität nach Unterbrechung des venösen Abflusses bei erhaltenem arteriellen Zustrom) und die *Xenon-133-Clearance* (Bestimmung der nutritiven Mikrozirkulation anhand der Auswaschung eines radioaktiven Depots im Muskel); außerdem perfusionsszintigraphische Verfahren.
Hervorragend bewährt für die Praxis hat sich die *Ultraschall-Doppler-Methode;* sie erlaubt eine exakte periphere Blutdruckmessung und den Nachweis der Blutströmung in Digitalarterien. Mit richtungs- und frequenzdiskriminierenden USD-Geräten kann das diagnostische Repertoire eindrucksvoll erweitert werden, besonders bezüglich der Beurteilung des Carotis-interna-Stromgebiets und von Becken- und Oberschenkelvenenschäden. Die *Oszillographie* zeichnet pulsatile Volumenschwankungen auf. Am häufigsten angewandt wird das einfache Verfahren nach Gesenius-Keller. Verbesserungen und Erweiterungen ergeben sich durch die *Belastungsoszillographie* und die *elektronische Oszillographie* (Manschettengliedmaßenoszillographie; akrale Oszillographie: Infratonverfahren, lichtelektrische Volumenplethysmographie). Die *Rheographie* macht sich die pulssynchronen Änderungen der elektrischen Leitfähigkeit blutdurchströmter Körperabschnitte zunutze. Veränderungen der Hauttemperatur bei arteriellen Durchblutungsstörungen werden mit der

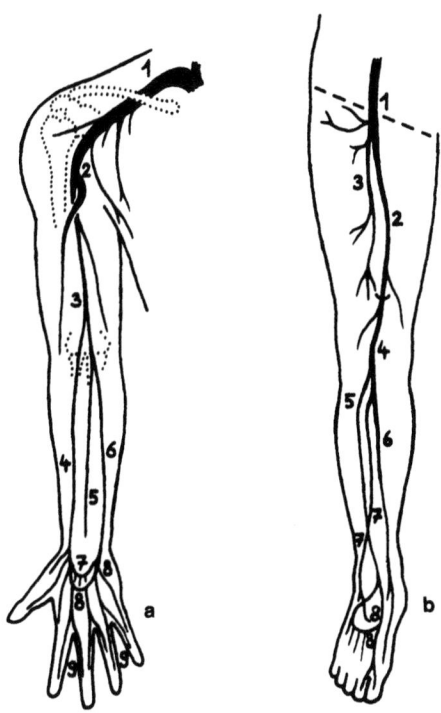

Abb. 14. *a* Schema der Armarteriographie, 1 A. subclavia, 2 A. axillaris, 3 A. brachialis, 4 A. radialis, 5 A. interossea, 6 A. ulnaris, 7 Arcus palmaris profundus, 8 Arcus palmaris superficialis, 9 Aa. digitales. *b* Schema der Beinarteriographie, 1 A. femoralis, 2 A. femoralis superficialis, 3 A. profunda femoris, 4 A. poplitea, 5 A. tibialis anterior, 6 A. tibialis posterior, 7 A. fibularis, 8 A. dorsalis pedis

Hautthermometrie (Querschnitt-, Längsschnittthermometrie) und mit der, Flächenbilder der Hauttemperatur liefernden, *Infrarotthermographie* erfaßt.

2 Zusätzliche wichtige Untersuchungen bei Patienten mit Arteriopathien

2.1 Humorale Untersuchungen

Sie haben zum Ziel, über die anamnestischen Angaben hinaus *Risikofaktoren der AVK* zu erkennen (s. 1.1), da deren Ausschaltung einen grundsätzlichen und vorrangigen Teil der Behandlung darstellt. Daher sollten folgende Parameter bei jedem Patienten mit AVK bestimmt werden:

- Blutbild, ggf. Hämatokrit (Polyglobulie, Polyzythämie; Anämien: Beeinträchtigung der peripheren O_2-Versorgung); Thrombozytenzahl (Polycythaemia vera; Thrombozytosen); Blutzucker (und Urinzucker) – bei zweideutigem Ergebnis: oraler Glucosetoleranztest (100 g Glucose); Cholesterin und Triglyzeride (nach Möglichkeit mit HDL- und LDL-Bestimmung); Harnsäure.

Weiterführende klinische Untersuchungen. Thrombozytenfunktionstests (Plättchenaggregations- und -adhäsionstests, da bei Angiopathien häufig eine gesteigerte Adhäsions- und Aggregationsbereitschaft der Thrombozyten besteht, die möglicherweise einen ursächlichen Faktor in der Atherogenese darstellt und behandelt werden kann); weiterhin Bestimmung der Blut- und Plasmaviskosität (Hyperviskositätssyndrome) und spezielle immunologische Methoden (Kryoglobuline, Kälteagglutinine, Paraproteine, spezielle Immunglobuline wie z. B. Rheumafaktor, evtl. Histokompatibilitätsantigene u.a.) zur Erkennung (auto-)immunologischer Gefäßerkrankungen.

2.2 Physikalische Untersuchungen

Die *Blutdruckmessung an beiden Armen* ist selbstverständlich (Seitendifferenzen bis 15 mmHg, d.h. 2 kPa, sind noch als normal zu bewerten). Schließlich ist von jedem Patienten mit peripherer AVK ein *Elektrokardiogramm,* ggf. mit Belastung, anzufertigen, da diese Patienten eine hohe Inzidenz an koronarer Herzkrankheit aufweisen (s. 1.1), was u.a. auch bezüglich der therapeutischen Maßnahmen zu berücksichtigen ist.
Weitere humorale und physikalische Untersuchungen ergeben sich aus den jeweiligen Untersuchungsbefunden; z.B. Röntgenaufnahme der Thoraxorgane mit Lungenfunktionsprüfungen, Ausschluß von sekundären Hypertonieformen oder diabetischen Nephropathien, zusätzliche fachärztliche – ophthalmologische, neurologische, orthopädische – Untersuchungen.

3 Einteilungsprinzipien der arteriellen Verschlußkrankheit

Bereits anhand der einfachen diagnostischen Untersuchungsmethoden ist in der Mehrzahl der Fälle eine Einteilung der Arteriopathie nach Schweregrad oder Lokalisation des Gefäßschadens möglich. Diese Einteilungsprinzipien sollen die Kommunikation und Information zwischen den behandelnden Ärzten erleichtern und Entscheidungshilfen für die Therapie bringen.

3.1 Einteilung der peripheren AVK nach der Lokalisation

▶ Einteilung am Beispiel der unteren Extremität:
- Beckentyp,
- Oberschenkeltyp,
- Unterschenkeltyp,
- peripherer Typ,

dazu noch der prognostisch ungünstige Mehretagenverschluß.
(Eine analoge Einteilung kann auch für die obere Extremität getroffen werden).

Wichtig ist, daß der Ischämieschmerz immer im nächsten Gliedmaßenabschnitt peripher der Obliteration oder Stenose auftritt; also beim Beckentyp im Gesäß-Oberschenkel-Bereich, beim Oberschenkeltyp in der Wade. Die AVK betrifft in 15% der Fälle die obere und in 85% die untere Körperhälfte, wobei wiederum das Aortoiliacalsegment zu 30%, das Femoropoplitealsegment zu 50% und das Cruralsegment zu 20% betroffen ist.

3.2 Einteilung nach dem klinischen Schweregrad der AVK

▶ Besonders häufig wird die Stadieneinteilung nach Fontaine vorgenommen:
Stadium I: *Klinisch symptomfrei* (evtl. atypische Mißempfindungen im Bein).
Stadium II: *Latenzschmerz* in Form der Claudicatio intermittens bzw. Dyspraxia intermittens. Je nach Länge der schmerzfreien Gehstrecke wird mitunter noch weiter unterteilt (wichtig für die Indikation zu gefäßchirurgischen Maßnahmen), z. B.:
II a) Gehstecke > 250 m,
II b) Gehstrecke < 250 m.
Stadium III: *Ruheschmerz* (evtl. beginnende trophische Störungen).
Stadium IV: *Gangrän* – meist mit sehr starken Ruheschmerzen, die bei Diabetikern aber fehlen können.
▷ Eine analoge Einteilung nach dem Schweregrad kann auch für die *zerebrale Blutversorgung* getroffen werden.

Stadien bzw. Schweregrade der zerebralen Durchblutungsstörungen
Stadium I: Asymptomatische Stenose bzw. Verschluß;
Stadium II: *TIA* = transitorische ischämische Attacken, maximal 24 h anhaltende, voll reversible neurologische Störung mit Tendenz zur Wiederholung (*TRINS* = total reversible ischämische neurologische Symptome);
Stadium III: „Progressive stroke" bzw. progredienter Hirninsult;
a) *PRIND* = prolongiertes ischämisches neurologisches Defizit, über 24 h (TRINS über 24 h);

b) *PRINS* = partiell reversible ischämische neurologische Symptome;

Stadium IV: „Completed stroke" bzw. zerebraler Infarkt, postapoplektischer Endzustand;

IRINS = irreversible ischämische neurologische Symptome.

Vorboten des kompletten apoplektischen Insults mit persistierender neurologischer Ausfallsymptomatik sind häufig *transitorische ischämische Attacken* (TIA). Zu den auslösenden Mechanismen derartiger flüchtiger zerebrovaskulärer Mangeldurchblutungen zählen neben hämodynamischen Störungen im Karotisstromgebiet vor allem Mikroembolien, die von ulzerierten Plaques ausgehen.

Die TIA der *A. cerebri media* führt zu ganz vorwiegend brachiofazial verteilter Symptomatik; das Bein ist nur ausnahmsweise und ggf. nur gering beteiligt. Die Störung ist streng *halbseitig* und tritt immer *en bloc* auf. Retinale (Amaurosis fugax) und zerebrale Attacken können isoliert oder abwechselnd rezidivieren.

Bei der *vertebrobasilären Attacke* fehlt die typische Halbseitigkeit (z. B. beidseitige Sehstörung).

4 Klinik der Arteriopathien

4.1 Angiologischer Notfall: Der akute Arterienverschluß

Der akute Gliedmaßenarterienverschluß ist durch die 5 *P* charakterisiert:
▶ *p*ain (Schmerz),
*p*aresthesia (Sensibilitätsstörung, Kältegefühl),
*p*aresis (Schwäche),
*p*allor (Blässe),
*p*ulsless (fehlender Puls).

Die Beschwerden beginnen meist plötzlich, da funktionstüchtige Kollateralen noch fehlen. Die Beschwerden sind um so dramatischer, je proximaler der Verschluß liegt. Differentialdiagnostisch wichtig ist die positive Ratschow-Probe.

Ursachen. Embolie, Thrombose, Trauma, Aneurysma dissecans, Ergotismus, zystische Gefäßwanddegeneration.

Differentialdiagnose: Akutes vertebrales Kompressionssyndrom – akute tiefe Venenthrombose (Ratschow-Probe negativ) (Tabelle 4).

■ *Therapie.* Um Komplikationen (Nekrosen, Claudicatio intermittens, Verlust der Extremität) zu vermeiden, muß rasch gehandelt werden.

Tabelle 4. Differentialdiagnose des arteriellen und venösen Verschlusses

	Arterieller Verschluß	Venöser Verschluß
Beginn	Plötzlich	Verzögert
Farbe	Blaß	Leicht zyanotisch (Blaustich)
Hauttemperatur	Kühl	Etwas überwärmt
Venen	Kollabiert	Prall gefüllt (z. B. „Prattsche Warnvenen")
Umfang	Normal	Vergrößert
Puls	Fehlend	Normal tastbar (außer bei starkem Ödem)
Ratschow-Probe	Positiv (Zunahme der Beschwerden)	Negativ (cave: Emboliegefahr bei intensiven Manipulationen)

a) Sofortmaßnahmen in der Praxis: Analgetika i. v., Heparin (10000 E i. v.). Extremität tief lagern und vor Wärmeverlust schützen (Wattepackung). Keine i.m. Injektionen wegen evtl. Lysebehandlung. Umgehende Klinikeinweisung.
b) Maßnahmen in der Klinik: Angiographie.
Beim embolischen Verschluß (Mitralvitium, nach Herzinfarkt, Vorhofflimmern, Aneurysmen) ist die Therapie der Wahl die Embolektomie (Lyse nicht indiziert). Beim akuten thrombotischen Verschluß (vorbestehende endangiopathische Veränderungen evtl. mit Claudicatio intermittens, stumpfes Arterientrauma, Thrombozytose, Polyzythämie) muß bei proximalem Sitz evtl. operativ vorgegangen werden; sonst Thrombolyse mit Streptokinase oder Urokinase unter Beachtung der Kontraindikationen (s. 5.3.2.3).

4.2 Obliterierende Arteriosklerose (Atherosklerose)

4.2.1 Atherogenese

Trotz der eminenten quantitativen Bedeutung der AVK (50% aller Todesursachen) ist das Wissen um Pathophysiologie und Biochemie der initialen Atherogenese noch sehr lückenhaft. Die Mehrzahl der gut belegten Theorien beinhaltet irgendeine Form einer Endothelschädigung („injury") mit Permeabilitätserhöhung und nachfolgender proliferativer Gefäßwandreaktion („repair"). Dieser Endothelschaden kann mechanisch, metabolisch-toxisch, entzündlich,

immunologisch, genetisch-mutagen, durch Einwirkung von β-Lipoproteinen oder durch Interaktion mit Thrombozyten bewirkt sein.
Thrombozyten können offenbar durch verschiedene Einwirkungen in eine Reizform übergeführt werden, in der sie adhäsionsbereit sind und am Endothel anhaften können. Die im Rahmen dieser „viskösen Metamorphose" ausgelöste Freisetzungsreaktion („release reaction") führt zur Ausschüttung von Substanzen, die die Endothelpermeabilität erhöhen und die Proliferation glatter Muskelzellen bewirken.
Das reizinduzierte Einwandern von glatten Muskelzellen der Gefäßmedia in die Intima mit Proliferation und sekundärer Lipideinlagerung unter Ausbildung einer fibromuskulären Intimaverdickung scheint ein wesentlicher Prozeß in der frühen formalen Atherogenese zu sein.

4.2.2 Zerebrale Durchblutungsstörungen bei AVK der extrakraniellen Gefäße

Kardiale Funktionsstörungen, Hypotonien – z. B. auch bei Operationen –, Anstieg der Blutviskosität und Hypoglykämien können zu Symptomen der zerebralen Ischämie bis zum Schlaganfall bei vorher symptomlosen extrakraniellen Gefäßprozessen führen.
Prädilektionsstellen der extrakraniellen Stenosen der hirnversorgenden Arterien (A. carotis, A. vertebralis) sind die Abgänge aus dem Aortenbogen bzw. dem Truncus brachiocephalicus und der A. subclavia und vor allem die Karotisgabel (Abb. 15; s. auch Abb. 18). Zur sicheren Erfassung dieser Stenosen ist bei entsprechender Indikation die angiographische Abklärung erforderlich. Immer durchzuführen ist die *Ultraschall-Doppler-Untersuchung* (s. u.).
Stenosen, die nicht mindestens ⅔ des Gefäßdurchmessers ausmachen, und Verschlüsse einzelner hirnversorgender Arterien, die voll über den Circulus Willisii kompensiert werden, sind meist klinisch stumm (Stadium I) (weiterer Kollateralkreislauf: A. carotis externa, A. facialis und A. temporalis superficialis über A. supratrochlearis zur A. ophthalmica).
Im Stadium II der Erkrankung kommt es zu intermittierender zerebraler Ischämie (transitorische ischämische Attacke = TIA) mit flüchtigen neurologischen Symptomen von Halbseitencharakter: Schwäche eines Armes oder Beines, halbseitige Parästhesien – auch im Gesicht –, Fazialisparesen, weiterhin kurzzeitige Sehstörungen und Schwindel. Die Symptome sind oft sehr diskret und können von wenigen Minuten bis Stunden andauern; sie müssen sich aber definitionsgemäß innerhalb von 24 h restlos zurückgebildet haben. Pathognomonisch für einen stenosierenden Karotisprozeß sind gleichseitige Sehstörungen mit kontralateralen Hemiparesen. Als Ursache kommen vorübergehende hämodynamische Störungen, aber auch Verschleppung von Thrombozytenemboli von ulzerierten Plaques in Frage.

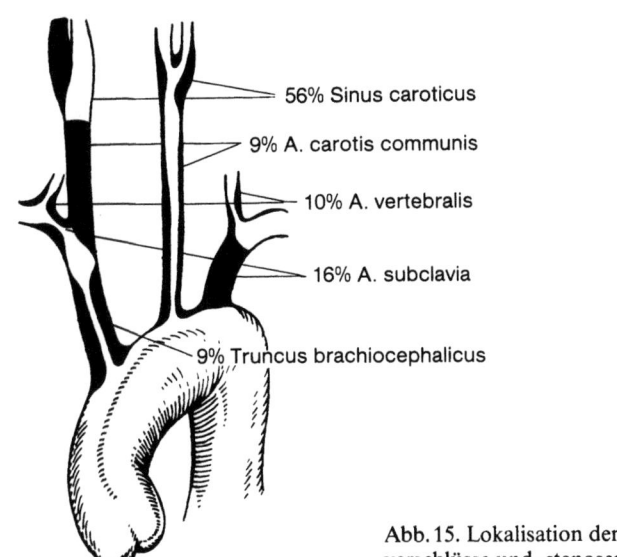

- 56% Sinus caroticus
- 9% A. carotis communis
- 10% A. vertebralis
- 16% A. subclavia
- 9% Truncus brachiocephalicus

Abb. 15. Lokalisation der extrakraniellen Gefäßverschlüsse und -stenosen

Bei unzureichender Kompensation des fortschreitenden Gefäßprozesses kommt es zu bleibenden neurologischen Ausfällen (Stadium III: „progressive stroke") und schließlich zur Hemiplegie des apoplektischen Insults (Stadium IV) (s. auch 3.2).

▶ Die *präklinische Diagnostik* stützt sich auf Palpation und Auskultation der Karotiden (Abb. 2 und 16). In die Diastole reichende Geräusche weisen auf eine hochgradige Stenose. Weniger aussagekräftig sind proximale Strömungsgeräusche nahe dem Abgang der Karotiden.

Hochwertige diagnostische Aussagen *vor* dem Einsatz der Karotis- und Vertebralisangiographie erlauben die modernen richtungs- und frequenzdiskriminierenden Ultraschall-Doppler-Sonden in Kombination mit den Kompressionstests – z. B. zum Nachweis von höhergradigen Carotis-interna-Stenosen durch Stromrichtungsumkehr in der gleichseitigen A. supratrochlearis infolge Kollateralisation über die A. carotis externa. Dieser Untersuchungsgang ist zwar etwas zeitaufwendig; doch kann der Einsatz dieser Geräte in Anbetracht der optimalen Kosten-Nutzen-Relation auch für entsprechend ausgerichtete Praxen empfohlen werden (s. 1.3.4.4).

Weitere klinische Methoden sind beispielsweise Ophthalmodynamometrie und Ophthalmodynamographie; doch ist die Ultraschall-Doppler-Untersuchung überlegen.

Stenosierende und obliterierende *Vertebralisprozesse* lassen sich durch die Symptomatik von der Karotisinsuffizienz weitgehend abgrenzen. Die wichtigsten subjektiven Beschwerden sind, etwa der Häufigkeit nach:

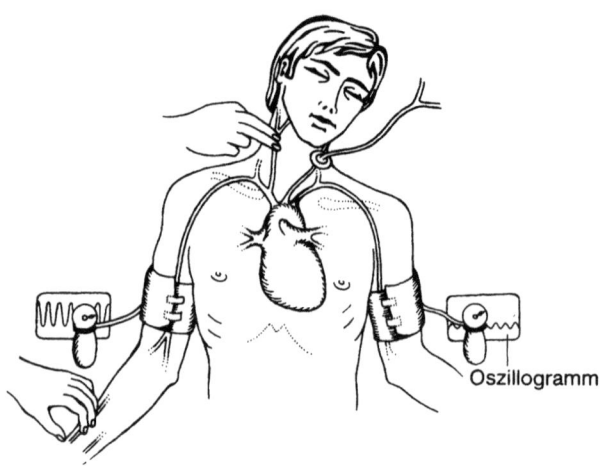
Oszillogramm

Abb. 16. Frühdiagnose supraaortaler Verschlußprozesse durch Pulstastung, beidseitige Blutdruckmessung und Gefäßauskultation

▶ Schwindel (in über 70% der Fälle),
Gleichgewichtsstörungen,
Sehstörungen (Amblyopie, Hemianopsie, Skotome),
Bewußtseinsstörungen,
Kopfschmerzen,
Ohrgeräusche,
Hörminderung.

Auch diese Symptome können ganz flüchtig auftreten. Ursache sind wahrscheinlich ganz überwiegend hämodynamische Störungen. Die endgültige Abklärung ist nur angiographisch möglich.

■ Die wichtigste Indikation zur Arteriographie der großen hirnversorgenden Arterien ergibt sich aus der Möglichkeit zur gefäßchirurgischen Korrektur. Dabei muß auch die Möglichkeit einer Apoplexieprophylaxe durch Entfernung einer Karotisstenose bedacht werden – besonders bei intermittierender zerebraler Ischämie bei einseitiger Karotisstenose (Stadium II).

■ Inoperable Patienten mit intermittierender zerebraler Ischämie auf dem Boden von Karotisstenosen profitieren nach den vorliegenden Untersuchungen von einer zunächst auf 6 Monate begrenzten Antikoagulation, wenn ein thrombotischer Verschluß droht (Kontraindikationen beachten). Im übrigen ist nach dem heutigen Wissensstand die Thrombozytenaggregationshemmung (Acetylsalicylsäure) die günstigste medikamentöse Maßnahme. Dies trifft allerdings nicht für die vertebrobasiläre Insuffizienz zu.

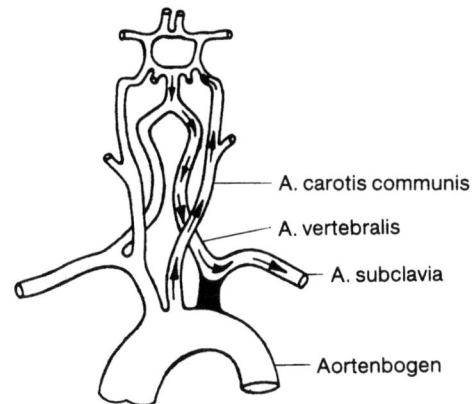

- A. carotis communis
- A. vertebralis
- A. subclavia
- Aortenbogen

Abb. 17. Hämodynamik des Subclavian-steal-Phänomens bei Verschluß der A. subclavia links

4.2.2.1 Vertebralisanzapfsyndrom („Subclavian-steal-Syndrom")

Verschlüsse oder höchstgradige Stenosen der Aortenbogenäste proximal des Abgangs der A. vertebralis können zu einer Stromumkehr in der gleichseitigen A. vertebralis führen, die dann teilweise die Blutversorgung des Armes übernimmt und dadurch dem Gehirn Blut entzieht (Abb. 17). Meist ist die linke Seite betroffen, da hier die A. subclavia getrennt von der A. carotis aus dem Aortenbogen entspringt.

Von Subclavia-steal-*Phänomen* spricht man, wenn eine angiographisch nachgewiesene Stromumkehr einer A. vertebralis bei proximaler Subklavia- bzw. Truncus-brachiocephalicus-Stenose oder -Verschluß subjektiv symptomlos ist.

Symptome können sowohl von seiten der gestörten zerebralen Durchblutung als auch von seiten der gestörten Armdurchblutung auftreten. Die *zerebralen* Symptome sind:
▶ Schwindel,
Kopfschmerzen,
bilaterale Sehstörungen (z. B. Doppelbilder),
synkopale Anfälle u. a.

Durch Arbeiten mit dem betroffenen Arm können diese Symptome häufig provoziert oder verschlimmert werden. Die zerebralen Symptome sind häufiger als die *brachialen;* letztere sind:
▶ Parästhesien,
Schwächegefühl,
Kältegefühl,
rasche Ermüdbarkeit u. a.

Die Verdachtsdiagnose eines Vertebralisanzapfsyndroms wird gestellt, wenn die erwähnten Symptome mit einseitiger Blutdruckminderung bzw. Abschwächung oder Fehlen der Pulse der A. subclavia, A. axillaris und am Arm einhergehen. Strömungsgeräusche über der proximalen A. subclavia sind ein zusätzliches Indiz, fehlen aber beim Subclaviaverschluß (s. Abb. 16).
Auch bei diesem Anzapfsyndrom bewährt sich die direktionale Ultraschall-Doppler-Sonde als unblutiges Untersuchungsverfahren; sie erlaubt häufig den Nachweis einer umgekehrten Blutstromrichtung in der A. vertebralis und deren Beeinflussung durch Kompression zu- und ableitender Arterien, z. B. durch übersystolische Kompression des kollateral versorgten Arms.

4.2.3 Aortenbogensyndrom (ABS)

Hier soll nur das ABS im engeren Sinne, das komplette ABS nach Rau mit Verschlußprozessen an allen Aortenbogenästen, besprochen werden (inkomplettes ABS: Verschlußprozesse nur an einigen Aortenbogenästen, z. B. A. carotis communis, s. 4.2.2). Dieses ABS ist von der Takayasu-Erkrankung abzugrenzen, einer nicht auf den Aortenbogen beschränkten entzündlichen Arterienerkrankung (s. 4.8.2).
Neben der arteriosklerotischen Gefäßwanderkrankung kommen ursächlich unspezifische und spezifische entzündliche (Lues; Riesenzellarteriitis) Gefäßwanderkrankungen und ein Aneurysma dissecans in Frage.
Die Symptomatik wird bei dem arteriosklerotischen ABS von den hämodynamischen Auswirkungen des Verschlußprozesses bestimmt:
▶ Im Vordergrund steht die zerebrale Minderdurchblutung, weniger die der Arme. Typisch ist die Kombination von Ausfällen im Karotis- und im vertebrobasilären Bereich:
▶ Schwindel,
Kopfschmerzen,
Trübung des Sensoriums,
vielfältige Sehstörungen (herabfallender Vorhang, Lichtscheu, Augenschmerzen, bis Erblindung).

Typisch ist das Auftreten oder Verstärken dieser Beschwerden durch Aufrichten aus der Horizontalen in die Vertikale (z. B. „Claudicatio visualis").
Typischerweise besteht eine ausgeprägte Blutdruckdifferenz zugunsten der Beine gegenüber den Armen bei erhöhtem Systemblutdruck; sowie verminderte oder fehlende Karotis-, Subklavia- und Armpulse.
Ein akut auftretendes ABS ist mit dem Leben nicht vereinbar.
Zur sicheren diagnostischen Abklärung und Festlegung des therapeutischen, meist chirurgischen Vorgehens ist die angiographische Aortenbogendarstellung unerläßlich (zur Verdeutlichung siehe Abb. 18). Im Vorfeld besitzt vor allem die Ultraschall-Doppler-Untersuchung und die ophthalmologische Untersuchung mit Ophthalmodynamometrie einen besonders hohen Stellenwert.

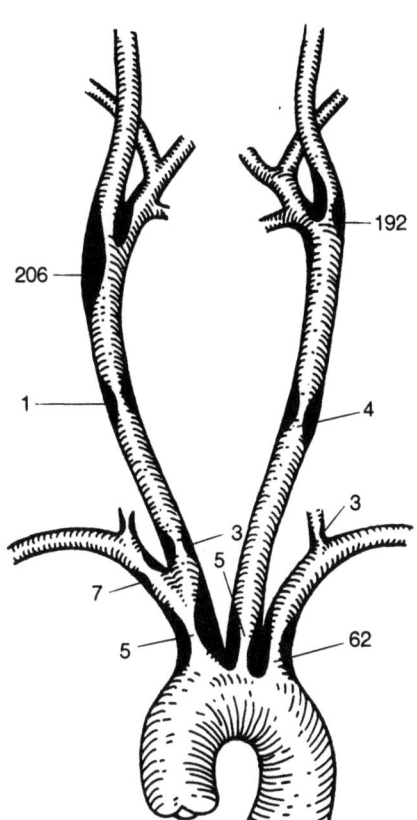

Abb. 18. Häufigkeitsverteilung der an der chirurgischen Universitätsklinik Erlangen operierten Verschlußprozesse. Die Zahlen geben an, wie oft welche Stenoselokalisation angetroffen wurde. (Nach Raithel 1977)

4.2.4 AVK des Schultergürtel-Arm-Bereichs

4.2.4.1 A. subclavia (distal des Abgangs der A. vertebralis) und A. axillaris

Häufig werden Stenosen und Verschlüsse in diesem Bereich zufällig anläßlich einer doppelseitigen Blutdruckmessung (Differenz > 20 mmHg = 2,7 kPa) entdeckt, da die anatomischen Voraussetzungen für eine ausreichende Kollateralisation gut sind.

Neben der Arteriosklerose spielen in diesem Bereich aus anatomischen Gründen auch mechanische Irritationen der Arterie eine Rolle *("thoracic outlet syndromes"* bzw. *neurovaskuläre Schultergürtelsyndrome):* Kompression zwischen M. scalenus anterior, M. scalenus medius und 1. Rippe (Skalenussyndrom), Kompression zwischen 1. Rippe und Klavikula (Kostoklavikularsyndrom – z. B. auch nach Klavikulafrakturen) und zwischen Processus coracoideus und

Sehne des M. pectoralis minor (Hyperabduktionssyndrom). Eine Halsrippe kann häufige Ursache eines Verschlusses der A. subclavia sein (Halsrippensyndrom), besonders in Kombination mit einem Skalenus- oder Kostoklavikularsyndrom, wobei periphere Embolien oft das erste klinische Zeichen sind (Raynaud-artige Symptomatik). Schließlich kann es in diesem Bereich auch zu Tumorkompression von Arterien kommen (Pancoast-Tumor).

▶ Soweit überhaupt Beschwerden bestehen, handelt es sich besonders um rasche Ermüdbarkeit der Arme, vor allem bei Arbeiten mit erhobenen Armen und beim Hyperabduktionssyndrom starke Pulsabschwächung bei Hyperabduktion. Außerdem klagen die Patienten über Kälteempfindlichkeit und Parästhesien. Trophische Störungen an den Akren sind immer verdächtig auf periphere Embolien. Einseitigkeit dieser Symptome bei deutlicher Blutdruckdifferenz weist auf eine organische Durchblutungsstörung hin. Differentialdiagnostisch muß gegenüber den rein neurogenen Schultergürtel- und den zervikalen Kompressionssyndromen, der Periarthritis humeroscapularis, der Brachialgia paraesthetica nocturna und dem Karpaltunnelsyndrom abgegrenzt werden.

Eine angiographische Abklärung ist bei peripheren Embolien (Aneurysmen, poststenotische Dilatationen) und bei erheblicher subjektiver, vor allem beruflicher Beeinträchtigung (operative Rekonstruktion) indiziert.

4.2.4.2 Ober- und Unterarmarterien

Chronische Verschlußprozesse in diesem Bereich sind äußerst selten, meist handelt es sich um traumatische Gefäßschäden (stumpfe Traumen). Üblicherweise wird ein Verschluß der A. brachialis gut kollateralisiert (bei thrombotischem Verschluß der A. profunda brachii oder der A. collateralis ulnaris droht jedoch periphere Gangrän). Am Unterarm führt der gleichzeitige Verschluß von A. radialis und A. ulnaris zu starker Kälteempfindlichkeit der Hand und nicht selten zu schweren trophischen Störungen.

▶ Die hämodynamische Bedeutung eines Verschlusses der A. radialis oder der A. ulnaris kann durch den Allen-Test (s. 1.3.3.3) geprüft werden.

4.2.4.3 Handarterien

Die AVK der oberen Extremität ist meist peripher lokalisiert (in 70% Unterarm und Hand betroffen). Dieser periphere Typ findet sich häufiger bei Frauen und bevorzugt vor dem 45. Lebensjahr. Grundkrankheiten sind häufig Kollagenosen und besonders die Endangiitis obliterans. Bei der Sklerodermie können raynaud-artige Beschwerden das erste klinische Zeichen sein. Weiterhin muß bei Digitalarterienverschlüssen nach Kälteagglutininen, Kryoglobulinämie, Polyzythämie und essentieller Thrombophilie gefahndet werden. Eine mechanische Pathogenese liegt beim chronischen Vibrationstrauma vor.

Bei Endangiitis obliterans kommt es oft zu sehr schmerzhaften Fingerkuppennekrosen. Auch bei der Sklerodermie entwickeln sich häufig Fingerkuppennekrosen (Sonderform: *Thibierge-Weissenbach-Syndrom* mit Kalkablagerungen in den Weichteilen).

Differentialdiagnostische Schwierigkeiten können sich bei der Abgrenzung der frühen Stadien einer organischen Angiopathie gegen funktionelle vasospastische Durchblutungsstörungen und gegen den seltenen Morbus Raynaud (meist handelt es sich um ein Raynaud-Syndrom mit Digitalarterienverschlüssen auf dem Boden einer anderweitigen Grundkrankheit) ergeben.

▶ Die klinische Diagnose ergibt sich aus Inspektion (Blässe, Verfärbung, akrale Nekrosen), Palpation (Kühle, Arterienpulse), Beschwerden (Ruheschmerz), funktionellen Proben (Faustschlußprobe), akraler Oszillographie und Nachweis einer gestörten Blutströmung in den einzelnen Digitalarterien mit Hilfe der Ultraschall-Doppler-Sonde.

Bei differentialdiagnostischen Schwierigkeiten, besonders zur Frühdiagnostik der Kollagenosen (besonders der Sklerodermie), kann nach sorgfältiger Prüfung der Indikation (s. u.) die *Handarteriographie* herangezogen werden.

Diese akralen Perfusionsstörungen werden unter dem Begriff des *akralen Ischämiesyndroms* zusammengefaßt. Dabei können vom Verlauf her die *akuten und subakuten* akralen Ischämiesyndrome von den *chronischen* abgegrenzt werden.

■ Dies ist für die Therapie von entscheidender Bedeutung, da bei den akuten und subakuten Verlaufsformen häufig die umgehend einsetzende Thrombolyse mit Plasminogenaktivatoren die Therapie der ersten Wahl ist, die ggf. schwere Invalidisierungen verhüten kann. In diesen Fällen darf keine Angiographie vorher durchgeführt werden.

Da akrale Ischämiesyndrome in den letzten Jahren häufiger zu beobachten waren, seien die wichtigsten klinischen Aspekte zusammenfassend hervorgehoben:

Ursachen. *Embolisch:* vom Herz, von Aneurysmen oder proximalen Stenosen oder ulzerierten Plaques ausgehend.

Thrombotisch:
- proximaler Arterienverschluß (z. B. der A. brachialis) auf arteriosklerotischer oder traumatischer Basis;
- peripherer thrombotischer Verschluß:
  a) traumatisch (auch Vibrationstrauma);
  b) intraarterielle Injektion ungeeigneter Medikamente;
  c) entzündliche Gefäßwandschäden bei immunologischen Erkrankungen: Sklerodermie, Sharps-Syndrom, Arteriitis nodosa, Lupus erythematodes, Polyarthritis; Thrombangiitis obliterans;
  d) thrombophile Zustände: Thrombozytose, Polycythaemia vera, Polyglobulie.

Hyperviskositätssyndrome und hämatogene Erkrankungen: Kälteagglutinine (idiopathisch, nach Virusinfekten, bei malignen Lymphomen, Lupus erythematodes, Hepatitis), Kryoglobuline; Kryofibrinogenämie; Dysproteinämien, Paraproteinämien und Plasmozytome; Transfusionszwischenfall.
Neurovaskulär: Morbus Raynaud.
Schwere hämodynamische Störungen: Schock, terminale Herzinsuffizienz; Phlegmasia coerulea dolens; arteriovenöse Fistel.
Mischformen: Ergotismus, Erfrierungen, diabetische Arteriopathie.

▶ **Frühsymptome.** Schmerz und Verfärbung (Raynaud- oder Digitus-mortuus-Syndrom), evtl. Sensibilitätsstörungen.
Bei der Kältehämagglutininkrankheit oder Kryoglobulinämien sind meist alle Akren, auch Nasenspitze und Ohren, betroffen.

▶ **Diagnostik.** Inspektion und Anamnese; Ultraschall-Doppler-Untersuchung und/oder elektronische Oszillographie; Angiographie *nur* bei speziellen Indikationen: vor allem bei embolischen Verschlüssen.

4.2.4.4 „Fingerapoplexie"

Dieses harmlose Krankheitsbild gehört nicht zum Formenkreis der AVK, soll aber aus topographischen und differentialdiagnostischen Gründen hier kurz besprochen werden. Synonyma sind rezidivierendes oder paroxysmales Finger- oder Handhämatom. (Es besteht eine Analogie zur bekannteren rezidivierenden Konjunktivalblutung.)
Es handelt sich um eine plötzliche lokale Gefäßruptur (wahrscheinlich einer Venole). Vorwiegend sind Frauen mittleren Alters betroffen. Das Hämatom an einem Finger oder der Handinnenfläche entwickelt sich spontan oder infolge mechanischer Schädigung (Tragen schwerer Taschen usw.) nach der sich durch plötzlichen, stechenden Schmerz manifestierenden Gefäßruptur. Resorption nach 1–2 Wochen. Die Erkrankung kann rezidivieren; die Prognose ist aber gut. Es besteht keine Beziehung zu einer allgemeinen hämorrhagischen Diathese.
Die Fingerapoplexie ist außer gegen echte traumatische Hämatome differentialdiagnostisch gegen funktionelle Gefäßerkrankungen (Akrozyanose, Morbus Raynaud) und embolische Digitalarterienverschlüsse abzugrenzen.

4.2.5 AVK der Aorta abdominalis

Eine obliterierende Angiopathie der Brustaorta distal des Aortenbogens ist äußerst selten (eher angeborene Mißbildungen: Coarctatio aortae), während die Bauchaorta mit ihren Ästen und der Gabel häufiger betroffen ist (etwa 1% der chronischen Arterienverschlüsse).
Eine Arteriosklerose kann bei älteren Patienten zum vom Becken aszendierenden Verschluß der Bauchaorta führen. Ein umschriebener hoher Aortenver-

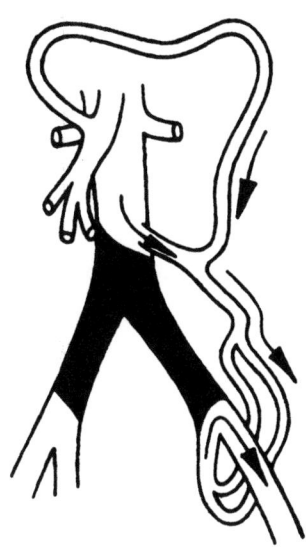

Abb. 19. Mesenteric-steal-Phänomen bei Verschluß der Aortengabel und durchgängiger A. iliaca interna. (Aus Vollmar 1967)

schluß kann bei jüngeren, fast ausschließlich männlichen Patienten (zwischen 30 und 60 Jahren) auftreten, wobei das Zigarettenrauchen der entscheidende Risikofaktor zu sein scheint. Auch Aneurysmen der Bauchaorta können Ursache eines Verschlusses mit *Verlegung von Astabgängen* sein (typischer Befund bei der Arteriographie).

Die Aszension des Aortenverschlusses proximal über die Nierenarterien ist extrem selten und führt durch subakutes Nierenversagen zum Tod. Im übrigen zeigt der Aortenverschluß einen ausgesprochen schleichenden Verlauf. Der isolierte Aortenverschluß ist in der Regel ausreichend kompensiert, während es beim Aortengabelverschluß zu dem nach Leriche benannten Syndrom (Bifurkationssyndrom) kommt:

▶ Erlöschen der Erektions- und Ejakulationsfähigkeit; Schwächegefühl und starke Ermüdbarkeit der Beine mit Muskelatrophie; elfenbeinfarbene Haut der Beine mit Kältegefühl; lividfleckige Verfärbung der Fußsohlen (Marburg-Zeichen); manchmal als Spätzeichen trophische Störungen an den Beinen; fehlende Leistenpulse und oft völlig fehlende Fußpulse; fast konstant Claudicatio intermittens in der Glutäalregion („Beckentyp"), wechselnd auch im Bereich der Oberschenkel und Waden (bezüglich Kollateralisationsmöglichkeit Abb. 19).

▶ Die einfachen angiologischen Untersuchungsmethoden lassen nicht sicher zwischen einem Aorten(gabel)verschluß und einem doppelseitigen Iliakaverschluß unterscheiden; diese Unterscheidung kann nur sicher durch die hohe translumbale Aortographie getroffen werden. Aneurysmen der Bauchaorta können heute optimal durch die Sonographie erkannt werden.

Die Symptome des Aortenverschlusses müssen differentialdiagnostisch gegen Erkrankungen des Bewegungs- und Stützapparates abgegrenzt werden.
- Die Therapie ist, soweit indiziert, meist chirurgisch; doch sei hier angemerkt, daß Aortenverschlüsse selbst 1 Jahr und später nach Verschlußmanifestation noch einer Thrombolyse mit Streptokinase oder Urokinase zugänglich sein können.

4.2.6 AVK der unpaaren Viszeralarterien (Angina abdominalis)

Verschlußprozesse der Viszeralarterien (Truncus coeliacus, A. mesenterica superior, A. mesenterica inferior) sind relativ häufig (bei 40% der 60jährigen), werden aber wegen der ausgezeichneten Kollateralisationsmöglichkeiten selten diagnostiziert. Ursächlich liegt in 90% eine Arteriosklerose vor, die besonders die proximalen Gefäßhauptstämme betrifft. An den distalen Verzweigungsgebieten kann auch eine Endangiitis obliterans zu Verschlüssen führen, die schlechter kompensierbar sind. Sehr seltene Ursachen sind fibromuskuläre Hyperplasie, Kompression von außen (Tumor, retroperitoneale Fibrose, Aneurysma), Mißbildungen (Coarctatio aortae); eine funktionelle Minderdurchblutung kann bei arteriovenösen Fisteln und beim mesenterialen Stealsyndrom resultieren (s. auch Abb. 19).

Möglichkeiten für Kollateralzirkulationen (Abb. 20). Bei Stenose oder Verschluß des Truncus coeliacus über die pankreatikoduodenalen Arkaden. – Bei Befall der A. mesenterica superior über die gleiche Brücke, aber mit umgekehrter Stromrichtung und über die Riolan-Anastomose (A. mesenterica superior – A. colica media – A. colica sinistra – A. mesenterica inferior). – Bei Kombinationsverschluß von Truncus coeliacus und A. mesenterica superior über die Riolan-Anastomose und die Pankreasarkaden. – Bei Befall der A. mesenterica inferior über die Riolan-Anastomose in umgekehrter Stromrichtung und zusätzlich über die A. iliaca interna und A. rectalis media. – Bei Verschluß aller drei Viszeralarterien kann die gesamte Kollateralzirkulation über die A. iliaca interna erfolgen. – Schließlich gibt es noch extraviszerale Kollateralbahnen.

In der Regel besteht keine Korrelation zwischen angiographischem Befund und der Schwere des Krankheitsbildes. Einfach- und Mehrfachverschlüsse der Intestinalarterien sind in 80% der Fälle asymptomatisch. Bei schweren, ausgedehnten Verschlußprozessen kann es zur klassischen Symptomentrias der *Angina abdominalis (intestinalis)* kommen:
▶ 1. Postprandialer Schmerz,
2. Malabsorptionssyndrom,
3. Gefäßgeräusch.

Die typischen postprandialen Schmerzattacken treten 15–30 min nach reichlichen Mahlzeiten auf, sind im Oberbauch oder um den Nabel lokalisiert und

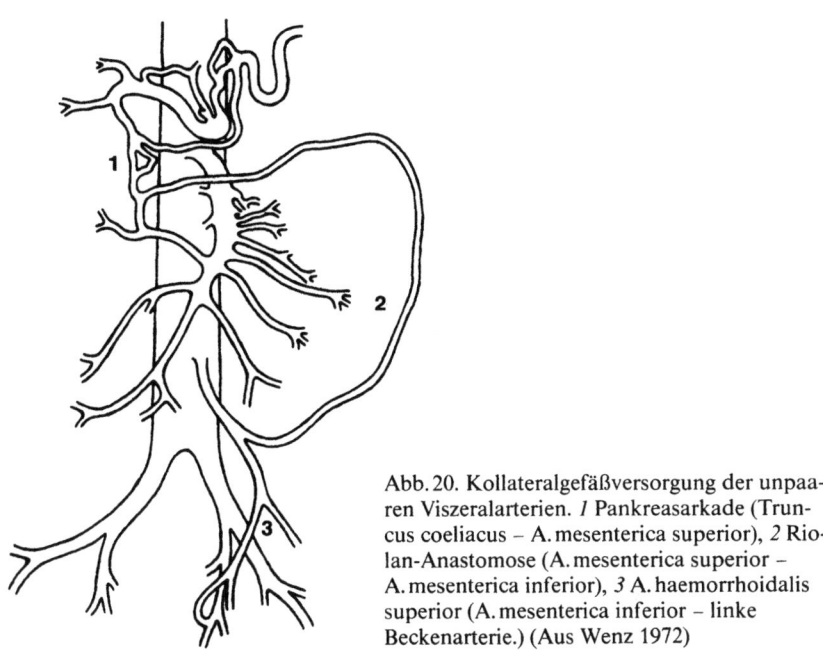

Abb. 20. Kollateralgefäßversorgung der unpaaren Viszeralarterien. *1* Pankreasarkade (Truncus coeliacus – A. mesenterica superior), *2* Riolan-Anastomose (A. mesenterica superior – A. mesenterica inferior), *3* A. haemorrhoidalis superior (A. mesenterica inferior – linke Beckenarterie.) (Aus Wenz 1972)

von krampfartigem oder schneidendem Charakter. Antacida sind wirkungslos. Charakteristisch ist die Diskrepanz zwischen Schwere der Schmerzattakken und dem Fehlen objektiver abdominaler Symptome. Die Malabsorption weist sich labormäßig in typischer Weise aus; außerdem kommt es zu Gewichtsverlust – auch infolge der schmerzbedingten Nahrungskarenz. Das Strömungsgeräusch findet sich in der Regel im Oberbauch links paramedian.
Die gefährlichste Komplikation ist die ischämische Darmnekrose.
▶ Die Verdachtsdiagnose kann nur durch die Angiographie (konventionelles und laterales Aortogramm) bestätigt werden. Differentialdiagnostisch muß u. a. das vorwiegend bei jungen Frauen auftretende „*Zöliakakompressionssyndrom*" abgegrenzt werden (Kompression des Truncus ceoliacus durch das Ligamentum arcuatum medianum des Zwerchfells).
■ Bei einer angiographisch gesicherten Angina abdominalis besteht eine eindeutige Operationsindikation (eine prophylaktische Operationsindikation scheint nicht gegeben zu sein).
Konservative Therapie: kleine, häufige Mahlzeiten, Antikoagulation.

4.2.7 AVK der Nierenarterien

Auch hierbei dominiert die *Arteriosklerose* als Ursache (70-90%), wobei die Veränderungen typischerweise die proximalen Abschnitte der A. renalis betreffen. Doppelseitige Nierenarterienstenosen sind nicht selten. Männer sind etwa doppelt so häufig befallen wie Frauen. Während Nierenarterienstenosen zu Hochdruck führen können, führt Hochdruck seinerseits sicherlich häufig zu arteriosklerotisch-stenosierenden Veränderungen der Nierenarterien.
Die *fibromuskuläre Hyperplasie* ist die zweithäufigste Form der Nierenarterienstenose. Ihre Pathogenese ist unklar (mechanische Einwirkungen, genetische Faktoren). Befallen sind vorwiegend die peripheren Nierenarterienabschnitte. Betroffen sind besonders Frauen mittleren Alters.

▶ Klinisches Zeichen der Nierenarterienstenose ist ein Stenosegeräusch im Oberbauch bzw. über der betroffenen Nierenarterie. Dem Nachweis eines solchen Stenosegeräusches kommt besonders bei Frauen unter 40 Jahren hohe Bedeutung zu, während er bei älteren Patienten keinen großen diagnostischen Wert besitzt.

▶ **Weitere diagnostische Methoden:** Frühurogramm (nach 60 s) und Späturogramm; der sichere Nachweis kann nur durch die Angiographie geführt werden. Die Bedeutung in Hinblick auf Hochdruckauslösung und damit auf die Chancen einer chirurgischen Therapie kann durch die seitengetrennte Bestimmung der Reninaktivität im Nierenvenenblut beurteilt werden. (Die Operationsindikation bei arteriosklerotischer Nierenarterienstenose älterer Patienten muß sehr eng gefaßt werden.)

4.2.8 AVK vom Beckentyp
(A. iliaca communis, A. iliaca externa, A. iliaca interna)

Obliterationen der Iliakalarterien sind häufiger als Aortenverschlüsse und meist arteriosklerotischer Genese. Die Voraussetzungen für Kollateralisation in dieser Etage sind günstig; kritisch wird die Situation, wenn mehrere verschiedene Gefäßabschnitte *(Mehretagenverschluß)* betroffen werden.
▶ Symptomatik des doppelseitigen *Iliaca-communis*-Verschlusses [entsprechend dem Aortenbifurkationsverschluß (Leriche-Syndrom)]:
Claudicatio intermittens der Glutäal-, Hüft-, Oberschenkelregion; Erektionsschwäche (bei erhaltener Libido).
Ruheschmerz und Nekrosen am Bein sprechen für zusätzliche periphere Verschlüsse.
▶ Symptomatik des Verschlusses der *A. iliaca interna:*
Rasche Ermüdbarkeit der Glutäalmuskulatur, Potenzstörung (s.o.).
▶ Symptomatik des Verschlusses der *A. iliaca externa;*
Claudicatio intermittens im Oberschenkel- und Wadenbereich (abhängig vom Ausmaß der Kollateralisation).

▶ Neben der Palpation (Fehlen oder Abschwächung des Femoralispulses bei Verschluß der A. iliaca communis oder externa) ist in diesem Bereich die Gefäßauskultation ergiebig: Höhenlokalisation von Stenosen. Zusätzliche Untersuchungsmethoden sind die Lagerungsprobe nach Ratschow, die Oszillographie (keine Unterscheidung gegenüber hochsitzendem Femoralisverschluß möglich) und die Dopplersonographie.

■ Soweit keine chirurgische oder Lysetherapie indiziert ist (stark eingeschränkte Gehstrecke, erhebliche trophische Störungen), steht das Gehtraining ganz im Vordergrund der therapeutischen Maßnahmen (s. 5.3.2.1).

4.2.9 AVK vom Oberschenkeltyp

4.2.9.1 A. femoralis und A. profunda femoris

Dabei handelt es sich um den häufigsten chronischen arteriellen Verschlußtyp, wobei ursächlich wiederum die Arteriosklerose mit ca. 80% dominiert, aber auch der Endangiitis obliterans (ca. 20%) größere Bedeutung zukommt; seltene Ursachen sind Aneurysmen und stumpfe Traumen. Über ⅔ der Femoralisverschlüsse liegen im Bereich des Adduktorenkanals, was auf mechanische Einwirkungen als „Lokalisatoreffekt" hinweist.

▶ Die typische Symptomatik ist die Claudicatio intermittens im Wadenbereich.

Für die Schwere der Symptomatik ist das Ausmaß der Kollateralisation ausschlaggebend, wobei der A. profunda femoris die entscheidende Rolle zukommt. Kommt es zur Obliteration der A. profunda femoris, was selten ist (Abgangsstenose, deszendierender Verschlußprozeß von der A. femoralis), kann es rasch zu Ruheschmerz und peripherer Gangrän kommen. Die Kollateralversorgung über die A. profunda femoris kann andererseits so wirksam sein, daß die Patienten im Stadium I ihrer AVK bleiben.

Isolierte Verschlüsse der A. profunda femoris sind sehr selten und führen eher zu dumpfen Schmerzen.

Diagnostische Methoden sind neben der Gefäßpalpation und -auskultation (evtl. nach Steigerung der Durchblutung durch Belastung) die Lagerungsprobe nach Ratschow, das Stufen- und das akrale Oszillogramm und besonders die periphere Blutdruckmessung mittels Dopplersonde. (Vor jeder gefäßchirurgischen Intervention und bei Verdacht auf arteriovenöse Fisteln und Aneurysmen der A. femoralis ist die Femoralisangiographie erforderlich.)

4.2.9.2 A. poplitea

In diesem Bereich ist in ca. 25% der Fälle eine Endangiitis obliterans pathogenetisch bedeutsam. Auch Variationen des Gastrocnemiusursprungs können zu Kompression und thrombotischem Verschluß der A. poplitea führen (Entrapment-Phänomen).

Bevorzugt betroffen ist der proximale Anteil (besondere mechanische Belastung) und die Popliteagabel. Kollateralisation kann besonders über Suralarterien erfolgen. Bei zusätzlichem Verschluß mehrerer Unterschenkelarterien proximal ist die Prognose sehr ernst.
▶ Führendes Symptom ist wiederum die Claudicatio intermittens der Wade.
▶ Diagnostisch bedeutsam ist die Auskultation der A. poplitea in der Kniekehle (ggf. nach Belastung). Das Stufenoszillogramm zeigt einen stärkeren Amplitudensprung zwischen distaler Oberschenkel- und proximaler Wadenableitung. Die periphere Blutdruckmessung (Doppler-Sonde) erlaubt Rückschlüsse auf den Schweregrad des Verschlußprozesses.

4.2.9.3 Zystische Gefäßwanddegeneration

Dieses seltene, meist weniger korrekt „zystische Adventitiadegeneration" genannte Krankheitsbild soll aus differentialdiagnostischen Gründen hier abgehandelt werden.
▶ Führendes Symptom ist eine plötzlich einsetzende Claudicatio intermittens, wobei die Symptomatik rasch wechseln bzw. rezidivieren kann.
▶ Weitere typische Kriterien sind:
a) Bevorzugtes Vorkommen bei Männern (85%) mittleren Alters (40 Jahre).
b) Risikofaktoren für obliterierende Angiopathien können fehlen. c) Ein intermittierender Segmentverschluß ist pathognomisch, aber nicht obligat.
d) Arteriographisch findet sich eine glatte, bogenförmige Stenose (die Ultraschallsonographie ergibt evtl. eine spindelförmige Auftreibung). e) In über 90% der Fälle ist die A. poplitea betroffen ohne Seitenbevorzugung (selten können betroffen sein: A. iliaca externa, A. femoralis, A. ulnaris, A. radialis; vereinzelt Befall mehrerer Gefäße. Einmal wurde der Befall der V. saphena beobachtet). f) Keine Veränderungen an anderen Arterien. g) Morphologisch findet sich eine intramurale, evtl. multiple Zystenbildung durch Degeneration der Adventitia; diese führt sekundär zum Lumenverschluß. Der Zysteninhalt ist hochviskös und steht unter hohem Druck.
Die Ätiologie ist unklar, doch scheinen wiederholte Mikrotraumen neben direkten Traumen und trophischen Störungen mitzuwirken, da häufig Patienten mit Gonarthrosen betroffen sind, die intensiv Sport betrieben haben.
■ Die Therapie ist immer chirurgisch.

4.2.10 AVK vom peripheren Typ (Unterschenkel- und Fußartieren)

Dieser Typ findet sich gehäuft bei Endangiitis obliterans und Diabetes mellitus, wobei die Gefäßschäden bei Diabetes oft weit peripher bis im akralen Stromabschnitt liegen. Dagegen betrifft der arteriosklerotische periphere Verschlußtyp mehr die Unterschenkelarterien.

Die A. fibularis vermag Kollateralfunktionen für die A. tibialis posterior zu übernehmen. Ungünstig sind die Kompensationsmöglichkeiten für die A. tibialis anterior, was bei rasch progredientem Verschluß zu tibialen Unterschenkelnekrosen führen kann (s. auch Tibialis-anterior-Syndrom, 4.2.10.1).

▶ An Symptomen stehen starke Kälteempfindlichkeit der Füße und akrale Parästhesien im Vordergrund.

Ein Verschluß der A. tibialis posterior kann zu Fußsohlenschmerzen beim Gehen und ein Verschluß der A. fibularis zu Wadenschmerzen führen. Der Verschluß aller 3 Unterschenkelarterien führt zu quälendem Ruheschmerz.

Die AVK vom peripheren Typ kann oft einen rasch fortschreitenden Verlauf zeigen, wobei periphere Infektionen (Interdigitalmykosen) eine dramatische Verschlechterung hervorrufen können. Dies besonders bei Diabetes mellitus, wobei häufig frühzeitige Warnsymptome fehlen.

Lokal finden sich trophische Störungen und eine blasse, kühle Haut; bei Diabetes mellitus kann sich allerdings der Vorfuß ausgesprochen warm anfühlen. Die drohende Nekrose zeigt sich durch einen Wechsel der Hautfarbe zu düsterrot-bläulich an, nicht selten zusammen mit einem Vorfußödem.

▶ Wichtige diagnostische Methoden neben der Pulstastung sind die mechanische Oszillographie (getrennte Fußrücken- und Fußsohlenableitung zum Nachweis von Verschlüssen der A. tibialis anterior oder A. tibialis posterior), besonders die Belastungsoszillographie, das akrale elektronische Oszillogramm und die periphere Druckmessung mit Ultraschall-Doppler-Sonden. Bei fortgeschrittenen Stadien ist für differentialtherapeutische Entscheidungen (z. B. lumbale Sympathektomie) die Angiographie erforderlich (z. B. zur Erkennung von Popliteagabelverschlüssen und zur Beurteilung der proximalen Strombahn).

4.2.10.1 Tibialis-anterior-Syndrom

Bei diesem seltenen, aber aus differentialdiagnostischen Gründen wichtigen Syndrom handelt es sich um eine ischämische Muskelschädigung in der anterolateralen Unterschenkelloge (M. tibialis anterior) infolge eines akuten Verschlusses der A. tibialis anterior. Die Schädigung kann bis zur Muskelnekrose fortschreiten. Der Verschluß kann embolisch, thrombotisch oder traumatisch bedingt sein. Mitunter liegt evtl. nur eine interstitielle Druckerhöhung durch ein Ödem in der von festen Faszien umschlossenen Tibialis-anterior-Loge vor infolge von Muskeltraumen, Überanstrengungen, Unterschenkelfrakturen oder -operationen; in diesem Fall kann der Puls der A. dorsalis pedis normal tastbar sein (Sistieren der Mikrozirkulation). Manchmal kommt es zu Beteiligung der Nerven durch Druckschädigung.

▶ Symptome: Rötung, Schwellung, erheblicher Druck- und Spontanschmerz im anterolateralen Unterschenkelbereich.

Betroffen sind vor allem jüngere Männer. Auslösend wirken oft körperliche Anstrengungen (Märsche). Differentialdiagnostisch sind u.a. entzündliche Dermatosen abzugrenzen.

- Therapie: ggf. chirurgisch (Faszienspaltung zur Druckentlastung).

4.2.11 Dilatierender Typ der Arteriosklerose

Dabei finden sich neben Stenosen unregelmäßige, umschriebene, manchmal langgestreckte, z.T. typisch aneurysmatische Gefäßerweiterungen. Die Verdachtsdiagnose kann mitunter durch Palpation einer auffallend breiten A. femoralis gestellt werden.
Histologisch finden sich ausgeprägte degenerative Arterienveränderungen. Die Gefäßerweiterungen sind oft teilweise thrombotisch ausgefüllt und können zu multiplen peripheren Embolisierungen führen. (Wegen dieser Gefahr darf auch keine Thrombolyse mit Plasminogenaktivatoren durchgeführt werden!)
Als Risikofaktor findet sich bei diesem Typ auffallend häufig eine Hyperlipidämie.

4.2.12 Diabetische Angiopathien

Man unterscheidet die diabetische Makro- von der diabetischen Mikroangiopathie. Die quantitative Bedeutung des Problems ergibt sich daraus, daß über 2% der deutschen Bevölkerung an einem manifesten Diabetes mellitus leiden und daß 70–80% der Diabetiker aus kardiovaskulärer Ursache sterben.

4.2.12.1 Diabetische Makroangiopathie

Diabetiker erkranken etwa 5mal so häufig an AVK und 8mal so häufig an koronarer Herzkrankheit wie Nichtdiabetiker. Weder die Art der Therapie noch die Diabetesdauer scheinen Einfluß auf die Makroangiopathiemorbidität zu haben.
Pathologisch-anatomisch wird heute überwiegend angenommen, daß es sich um eine zeitlich vorverlegte, morphologisch nicht sicher von anderen degenerativen, obliterierenden Arteriopathien abgrenzbare, im klinischen Verlauf modifizierte Gangart der Arteriosklerose handelt.

Besonderheiten der diabetischen Makroangiopathie

▶ Deutliches Überwiegen des peripheren Verschlußtyps. – Neigung zu malignem Verlauf mit häufig superinfizierter Gangrän mit rascher Ausbreitungstendenz (feuchter Brand). – Der durchblutungsgestörte Fuß fühlt sich oft warm an infolge fehlender sympathischer Innervation durch die diabetische Neuropathie, die wiederum zu gestörter Schmerzperzeption führt. – Beide Geschlechter sind etwa gleich häufig betroffen. – Nicht selten findet sich eine Mönckebergsche Mediaverkalkung (evtl. auf einer Röntgenaufnahme nachweisbar).

- Für das therapeutische Vorgehen gilt allgemein:
  - Sorgfältigste Fußpflege unter Achtung auf trophische Schäden (Malum perforans), um Verletzungen und Infektionen zu verhüten, die jederzeit Ausgangspunkt einer Gangrän werden können.
  - Sorgfältige Diabetesführung in der Hoffnung, die Infektresistenz zu steigern. Bei diabetischer Gangrän Behandlung mit Alt-Insulin.
  - Beseitigung zusätzlicher Risikofaktoren: besonders Hochdruck, Hyperlipidämie, Rauchen, aber auch Übergewicht.

Die Gangrän muß lokal unbedingt trocken gehalten und antibakteriell behandelt werden. Erstellung eines Antibiogramms zur gezielten systemischen, evtl. intraarteriellen Antibiotikabehandlung.

4.2.12.2 Diabetische Mikroangiopathie

Im Gegensatz zur Makroangiopathie scheint diese relativ diabetesspezifisch zu sein. Das entscheidende pathologisch-anatomische Substrat ist eine Basalmembranverdickung der Kapillaren fast aller Organe (das Fettgewebe ist offenbar ausgenommen). Klinisch besonders bedeutsam ist der Befall des Auges (diabetische Retinopathie mit Gefahr der Erblindung) und der Niere [diabetische Nephroangiopathie: Glomerulosklerose (Kimmelstiel-Wilson)]; doch dürfte die diabetische Mikroangiopathie auch bei den trophischen Störungen der Haut und der Ausbildung der diabetischen Gangrän von Bedeutung sein. Die ersten Veränderungen finden sich etwa 2–3 Jahre nach Diabetesmanifestation; daß die Mikroangiopathie der Diabetesmanifestation vorausgehen soll, wird heute von der Mehrzahl der Untersucher abgelehnt. Nach 20 Jahren Diabetesdauer haben über 80% der Patienten eine Retinopathie.

Im Gegensatz zur physiologischen Basalmembranverdickung mit zunehmendem Alter führt die diabetische Mikroangiopathie zur Lumeneinengung an den Kapillaren.

Da nach experimentellen und klinischen Untersuchungen die Ausprägung der Mirkoangiopathie nicht nur von der Diabetesdauer, sondern auch von der Qualität der Diabeteseinstellung – speziell bezüglich des Blutzuckers – abhängt („Stoffwechselhypothese" der Entstehung der diabetischen Mikroangiopathie), konzentrieren sich die therapeutisch-prophylaktischen Bemühungen ganz auf eine sorgfältige und strenge Diabeteseinstellung.

4.3 Differentialdiagnose des schmerzhaften Beins

Ursache

Angiologisch. AVK (Leitsymptom: Claudicatio intermittens; typischer Pulsstatus, positive Ratschow-Probe); Venenerkrankungen (Thrombophlebitis, Phlebalgien bei Varizen, tiefe Venenthrombose – besonders bei Phlegmasien);

arteriovenöse Fisteln können zu starken Phlebalgien führen; Erythromelalgie; Glomustumoren (umschriebene Schmerzauslösung).

Myogen. Myositis, Myopathien, Krampussyndrom.

Neurogen. *peripher:* Engpaßsyndrome (Tarsaltunnelsyndrom), Polyneuritis, Polyneuroradikulopathie; neurogene Claudicatio intermittens (durch lageabhängige Einklemmung der Cauda equina mit positionsabhängigen, schmerzhaften Mißempfindungen in beiden Beinen und meist zusätzlicher Schwäche).
Spinal-medullär: Myelitis, (intermittierende) Ischämie, Kompression.
Zentral: Thalamussyndrom, Phantomschmerz.
Ungeklärt: Restless legs, Burning feet, Kausalgie (brennender Dauerschmerz nach partieller Nervenschädigung).

Orthopädisch. Arthrosen des Hüft- und Kniegelenks (Anlaufschmerz und Ermüdungsschmerz); Arthritiden (lokalisierte Entzündungssymptome); Senk- und Spreizfüße.

Häufig muß der angiologische Beinschmerz gegen den neurogenen abgegrenzt werden.
Für neurogene Ursachen spricht: Ausbreitung im Verlauf eines Dermatoms. Keine abrupte Gehbehinderung. Schmerzen im Lendenbereich mit Muskelverspannungen. Steifigkeit und Klopfschmerzhaftigkeit der LWS. Schmerzen auch im Stehen. Normaler peripherer Pulsstatus.

4.4 Arterielle Aneurysmen

Aneurysmen sind abnorme Erweiterungen eines Gefäßabschnitts (in ca. 10% multipel) oder der Herzwand.
Pathogenetisch liegt meist eine Arteriosklerose zugrunde (vgl. 4.2.11), daneben kommen u.a. angeborene Defekte (an den Extremitäten selten), Traumen, Arteriitiden (Lues, mykotisch), Kollagenosen und gefäßchirurgische Eingriffe in Frage.

Formen

Aneurysma verum (Abb. 21 a). Ausstülpung der *gesamten* Arterienwand; meist sind größere Gefäße betroffen (Aorta, A. femoralis, A. poplitea).
a) Sakkiform: mit schmaler Verbindung zwischen Arterie und Aneurysmasack.
b) Fusiform: spindelförmige Ausweitung.

Aneurysma dissecans (Abb. 21 b). Durch Blutung *zwischen* die Wandschichten der Arterie (meist Aorta) entstanden.

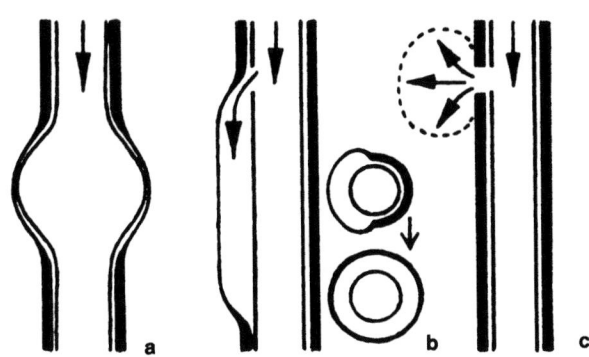

Abb. 21 a–c. Schematische Darstellung der verschiedenen Aneurysmen nach pathologisch-anatomischen Gesichtspunkten. *a* Aneurysma verum, *b* Aneurysma dissecans, *c* Aneurysma spurium (pulsierendes Hämatom)

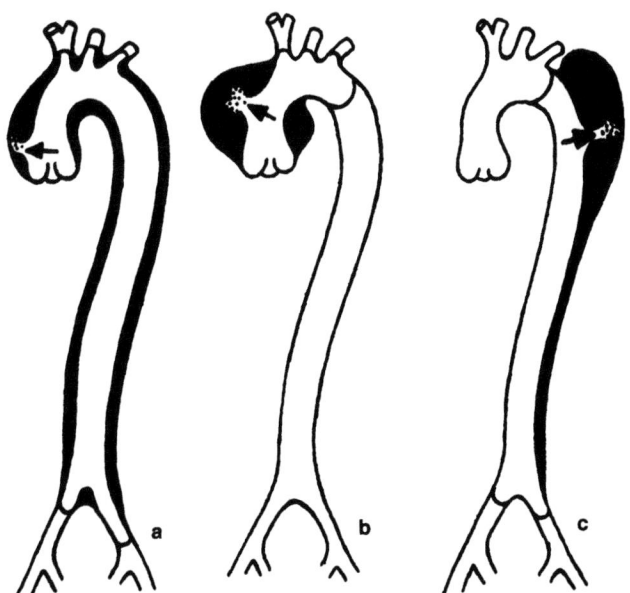

Abb. 22 a–c. Schematische Darstellung der Aortendissektionstypen nach de Gakey. *a* Der Intimariß befindet sich im Bereich der Aorta ascendens, die Dissektion kann sich bis in den Iliakalbereich erstrecken. *b* Die Aortendissektion ist auf die Aorta ascendens beschränkt. *c* Der Ausgangspunkt der Aortendissektion liegt distal vom Abgang der linken A. subclavia

Typ I: Der dissezierende Prozeß geht von der aszendierenden Aorta aus und schreitet nach distal oft bis in die Bauchaorta fort (60–70% der Fälle, Abb. 22 a).

Typ II: Der dissezierende Prozeß beschränkt sich auf die aszendierende Aorta und ist charakterisiert durch einen transversalen Riß der Intima dicht über der Aortenklappe (10%, Abb. 22 b).

Typ III: Der dissezierende Prozeß geht von der Aorta descendens am Abgang oder unmittelbar distal vom Abgang der A. subclavia sinistra aus und dehnt sich verschieden weit nach distal aus (20–30%, Abb. 22 c).

Aneurysma spurium (Aneurysma falsum) (Abb. 21 c). Meist traumatische Unterbrechung des Gefäßzusammenhangs; streckenweise wird das erweiterte Gefäßlumen von perivaskulären Strukturen mit thrombosierten Extravasaten umschlossen.

▶ Die *Aortendissektion* führt meist zu akuten, heftigsten Schmerzen, die von retrosternal nach kaudal wandern, und zu Schocksymptomatik. Differentialdiagnostisch kommen in erster Linie Herzinfarkt und Lungenembolie in Frage. Durch Einbeziehung der Aortenäste kommt es zu Ischämien der entsprechenden Versorgungsbereiche.

Die gefährlichste Komplikation ist die Ruptur eines Aortenaneurysmas, wobei die Hälfte der Patienten innerhalb der ersten 24 h stirbt. Die Prognose eines unbehandelten Aortenaneurysmas ist überaus ernst: nach 5 Jahren sollen weniger als 20% der nicht operierten Patienten noch am Leben sein.
Bei allen Aneurysmen besteht die Gefahr von peripheren Mikroembolien, z. B. ins Gehirn bei Aneurysmen der A. carotis oder der A. vertebralis. Thrombosierung oder Ruptur eines Aneurysmas kann zu einem akuten Ischämiesyndrom einer Extremität führen.

▶ Aneurysmen zeichnen sich häufig durch ein lautes Systolikum aus. Periphere Aneurysmen mit ihren pulssynchronen Exkursionen können gut palpatorisch erkannt werden, desgleichen Aneurysmen der Bauchaorta. Im übrigen sind Aortenaneurysmen auf den entsprechenden Röntgenaufnahmen zu erkennen, besonders bei Kalkablagerungen in der Aneurysmawand. Aneurysmen der Bauchaorta können heute zuverlässig, risikolos und rasch durch das Sonogramm dargestellt werden. Voraussetzung für therapeutische Maßnahmen ist immer die angiographische Darstellung.
■ Die Therapie ist immer chirurgisch.

4.5 Arteriovenöse Fisteln

Es handelt sich um angeborene (meist multiple) oder erworbene (durch Stichverletzungen – z. B. bei Metzgern – oder Schußverletzungen, Knochenbrüche, Punktionen, Operationen, Venae sectio, Röntgenbestrahlung) Kurzschlußverbindungen verschiedenster Kaliber zwischen Arterien und Venen im präarteriolären Bereich, z.T. einhergehend mit aneurysmaartigen Ausstülpungen („Aneurysma arteriovenosum"). Am häufigsten sind die erworbenen traumatischen av Fisteln besonders an den Extremitäten und am Hals. Angeborene av Fisteln finden sich in allen Körperregionen, im Kopf, an den Thorax- und Abdominalorganen und den Stammgefäßen.

Unterteilung der angeborenen av Fisteln
I) Direkter Querachsenkurzschluß: z.B. Ductus Botalli;
■ operabel.
II) Indirekte, multiple Querachsenkurzschlüsse: z.B. Parkes-Weber-Syndrom. Häufigste Form kongenitaler av Fisteln;
■ evtl. Skelettierungsoperation möglich; in ca. 12% Amputation erforderlich.
III) Lokalisierte Längsachsenkurzschlüsse (tumoröse Form): z.B. Aneurysma cirsoides;
■ gut operabel.
In ca. 5% der Fälle kommt es zum Spontanverschluß von av Fisteln.

▶ **Symptomatik.** Bei angeborenen av Fisteln kommt es zu verstärktem Längenwachstum der betroffenen Extremität mit orthopädischen Störungen. Im Fistelbereich erhöhte Hauttemperatur; venöse Kongestion mit Arterialisation der abführenden Vene und Ausbildung eines Aneurysma varicosum, evtl. Entstehung eines „hot ulcer". Ein typischer Befund ist das an- und abschwellende, in die Diastole reichende Fistelgeräusch („Maschinengeräusch"), das bei Kompression der zuführenden Arterie verschwindet („Auslöschphänomen"; dabei kommt es als wichtiges diagnostisches Zeichen oft auch zu einer Pulsfrequenzsenkung: „Nicoladoni-Branham-Zeichen"). Bei intrakranieller Fistellokalisation kann das Fistelgeräusch vom Patienten als sehr lästig empfunden werden. Bei erworbenen av Fisteln kann peripher davon eine Ischämie auftreten, da der Fistelkreislauf Blut entzieht. Typisch, wenn auch nicht obligat, sind plötzliche Phlebalgien (z.B. bei Kindern).

▶ **Zusätzliche diagnostische Methoden.** Seitenvergleichende Ultraschall-Doppler-Untersuchung mit Nachweis einer beschleunigten venösen Blutströmung und übergeleiteter arterieller Pulsationen auf der betroffenen Seite (Abb. 23). Messung des erhöhten Venendrucks und venösen O_2-Drucks. Plethysmographischer Nachweis einer erhöhten Ruhedurchblutung; ggf. quantitative Shuntvolumenbestimmung mit makroaggregiertem Albumin. Wichtig für die Beurteilung der Operationsmöglichkeiten ist die Bestimmung des durch das Fistelshuntvolumen gesteigerten Herzminutenvolumens.
Die wichtigste Komplikation ist eine durch die Volumenbelastung bedingte Herzinsuffizienz; mögliche Komplikationen sind außerdem venöse Insuffizienz, Ruptur ektatischer Arterien und häufige abakterielle Endangiitiden und Endokarditiden.

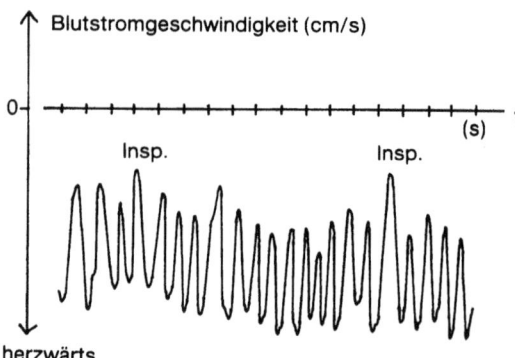

Abb. 23. Blutströmung in der linken V. femoralis eines 7jährigen Schülers mit ausgeprägtem Parkes-Weber-Syndrom am gesamten linken Bein (Originalaufzeichnung): Überleitung der arteriellen Pulsationen (Tachykardie) durch die multiplen arteriovenösen Kurzschlüsse, die sich den stark gedämpften atemabhängigen Schwankungen überlagern, und 3fache Strömungsbeschleunigung gegenüber der Gegenseite (nach Marshall 1981b)

■ Die Therapie ist chirurgisch und sollte in Hinblick auf die Komplikationen nach Möglichkeit durchgeführt werden.

4.6 Coarctatio aortae (Aortenisthmusstenose)

Von den Aortenfehlbildungen soll hier nur kurz auf die Coarctatio eingegangen werden. Die Pathogenese dieser umschriebenen Einengung im Bereich des Ductus Botalli ist unklar.
Bei der *infantilen Form* (präduktale Stenose) mit offenem Ductus Botalli steht die Herzinsuffizienz, evtl. mit Zyanose, ganz im Vordergrund. Die häufigere *adulte Form* (postduktal) ist gekennzeichnet durch die *Hypertonie* im Bereich der oberen Körperhälfte bei *Hypotonie* distal der Stenose:
▶ Blutdruckmessung an den Armen und Beinen (RR-Manschette am Unterschenkel anlegen – Messung mit der Ultraschall-Doppler-Sonde einschließlich Aufzeichnung des direktionalen Hämotachygramms der A. femoralis beidseits).

▶ **Weitere Symptome.** Lautes Systolikum dorsal links paravertebral zwischen den Schulterblättern, evtl. tastbare A. thoracica lateralis (Kollateralkreislauf) und im Röntgenbild Rippenusuren und eine verbreiterte, stark pulsierende Aorta ascendens. Eine Claudicatio intermittens ist sehr selten. Bevorzugt betroffen sind junge Männer.
Häufig führen Kopfschmerzen den Patienten erstmals zum Arzt.

4.7 Ergotismus
(Spasmus der muskulären Stammarterien der Extremitäten)

Während früher dieses Krankheitsbild durch pilzverseuchtes Getreide hervorgerufen wurde („Ignis sacer"), sind heute fast ausschließlich ergotamin- oder methysergidhaltige Medikamente die Ursache.

! Vor allem ergotaminhaltige Kopfschmerz- und Migränemittel kommen in Frage, die dann meist über längere Zeit in relativ hohen Dosen (1 mg Ergotamin/Tag), vereinzelt aber auch kurzfristig in therapeutischen Dosen eingenommen wurden. Die Latenzzeit kann Tage bis Jahre betragen.

Ergotamin hat eine direkte konstriktorische Wirkung auf die glatte Gefäßmuskulatur und vermag so einen Spasmus der großen Becken- und Extremitätenarterien auszulösen. Wird die Noxe ausgeschaltet, können sich diese Spasmen innerhalb von wenigen Tagen spontan lösen. Bei länger dauernden Spasmen kann es aber zu irreversiblen Schäden durch thrombotische Segmentverschlüsse kommen.

▶ Das klinische Bild entspricht einer akuten Ischämie durch Verschluß einer großen Extremitätenarterie. Häufig ist die Ischämie symmetrisch und öfter an der unteren als an der oberen Extremität. Frauen sind 4mal so häufig betroffen wie Männer. Da der Spasmus die muskulären Verteilerarterien betrifft, kann der Puls an der gesamten Extremität fehlen einschließlich der A. femoralis bzw. A. axillaris. Die angiologischen Untersuchungsverfahren (Ratschow-Probe, periphere Blutdruckmessung, direktionale Dopplersonographie, Oszillographie) ergeben deutlich pathologische Befunde; angiographisch findet sich eine filiforme Stenose bis zum segmentalen Verschluß bei glatten Gefäßkonturen.

■ Die Therapie – und die entscheidende prophylaktische Maßnahme – besteht vor allem im sofortigen Absetzen des Secalepräparates. Maßnahmen, die die Fließfähigkeit des Blutes verbessern (z. B. niedermolekulares Dextran), erscheinen sinnvoll. Tritt nach 1–2 Tagen keine Besserung ein, ist eine thrombolytische Behandlung – bei Kontraindikationen ein Fibrinogensenkung mit Ancrod – angezeigt (s. 5.3.2.2c und 5.3.2.3).

Spasmen großer Arterien können außerdem nach Traumen (flüchtig auch bei Arterienpunktion), bei der Phlegmasia coerulea dolens und ohne erkennbare Ursache auftreten.

4.8 Panarteriitiden
(wahrscheinlich immunologisch bedingte Angiopathien)

Den Panarteriitiden gemeinsam ist das entzündliche Befallensein aller Wandschichten kleiner und/oder größerer Arterien, nicht selten auch von Venen. Die entzündlichen Veränderungen führen zu thrombotischen Wandabschei-

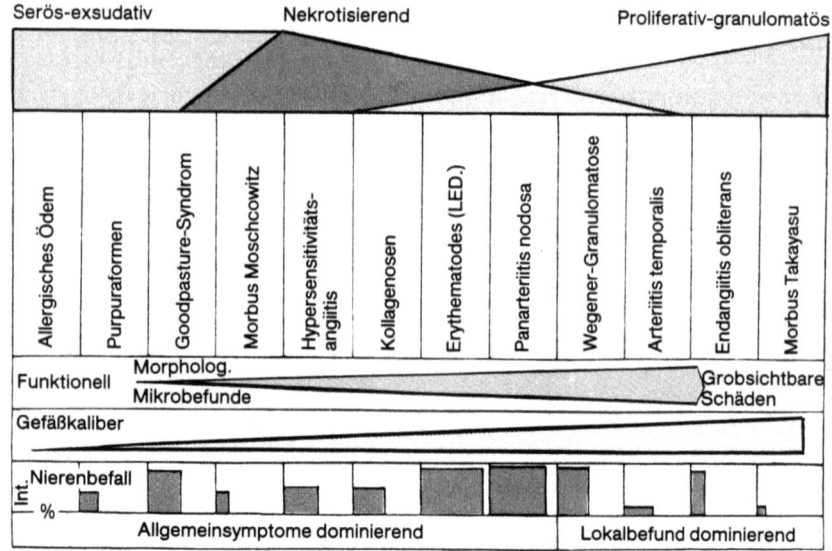

Abb. 24. Übersicht über wahrscheinlich immunpathologisch bedingte Gefäßkrankheiten. (Aus Alexander 1977)

dungen. Im übrigen unterscheiden sich die einzelnen Krankheitsbilder nach Ätiologie, Art und Lokalisation der Gefäßprozesse, klinischer Symptomatik und nach Alters- und Geschlechtsbevorzugung (s. auch Abb. 24).

4.8.1 Endangiitis obliterans
(Thrombangiitis obliterans, Morbus Winiwarter-Buerger)

Es handelt sich um eine segmentale, obliterierende, subakute bis chronische Angiopathie vom peripheren Typ, die wegen ihrer Häufigkeit zuerst dargestellt werden soll.

In 40% sind neben den Beinen auch die Unterarme betroffen; mitunter auch Viszeralarterien und ganz selten Zerebralarterien. Ein schneller Verlauf über die Claudicatio bis zur Nekrose ist häufig.

▶ **Kennzeichnende Symptome:** Früher Beginn, meist zwischen dem 20. und 40. Lebensjahr; ganz überwiegend sind Männer betroffen. Praktisch alle Patienten sind (starke) inhalierende Zigarettenraucher. Segmentale, periphere Gefäßverschlüsse bei sonst enggestellten, glatten Gefäßen im Angiogramm. Häufig begleitende Phlebitiden (phlebitis saltans), die der Arteriopathie vor-

ausgehen können. Schubweiser Krankheitsverlauf; meist Fehlen weiterer Risikofaktoren außer Rauchen.
Zusätzlich können EKG-Veränderungen und neurologische Störungen auftreten.
● Häufig ist die Plättchenaggregationsneigung erhöht (PAT nach Breddin).

Der frühe histologische Befund ist typisch für eine Angiitis (entsprechend der lokalen Kälteangiitis), während sich später die typischen Veränderungen der Arteriosklerose einstellen.
Die Ätiologie ist unbekannt, aber das inhalierende Zigarettenrauchen (Kohlenmonoxid?) ist offenbar ein entscheidender mitverursachender Faktor.
Trotz aller Besonderheiten wird die Eigenständigkeit der Winiwarter-Buerger-Krankheit angezweifelt.

● Neue Untersuchungen haben aber ergeben, daß bei Patienten mit Thrombangiitis im Gegensatz zu vergleichbaren mit Arteriosklerose die Histokompatibilitätsantigene HLA-A9 und -B5 hochsignifikant gehäuft und HLA-B12 auffallend selten anzutreffen sind, und daß Antielastinantikörper hochsignifikant vermehrt sind. Diese Befunde weisen auf eine Eigenständigkeit der Thrombangiitis und auf eine Immunpathogenese hin.

■ Basis jeder Therapie und Prophylaxe ist das strikte Einhalten des Rauchverbots. (Bei entsprechender Indikation evtl. Thrombolyse, Sympathektomie u. a.)

4.8.2 Takayasu-Syndrom
(pulseless disease, „young female arteriitis", Aortitissyndrom)

Das klassische Takayasu-Syndrom ist eine sehr seltene thrombosierende Arteriitis des Aortenbogens mit Stenosierung oder Verschluß der in diesem Bereich abgehenden Gefäße. Es kann auch die gesamte Aorta befallen sein. Histologisch handelt es sich um eine segmentale Panarteriitis mit Fremdkörperriesenzellen, Nekrosen und sekundären Thrombosierungen. Betroffen sind fast nur junge Frauen; häufiger in Japan (Takayasu, japanischer Ophthalmologe, * 1872, Beschreibung 1908) und Mexiko.

▶ Das Krankheitsbild wird bestimmt von einer Minderdurchblutung der oberen Körperpartien (Aortenbogensyndrom ABS). Dabei kommt es zur Ausbildung eines Kollateralkreislaufs mit umgekehrter Flußrichtung wie bei der Aortenisthmusstenose („umgekehrte Isthmusstenose"). Allgemein besteht Krankheitsgefühl, Fieber und Schwindel.
● Dazu Blutsenkungsbeschleunigung (entsprechend der Aktivität des Prozesses), Hypalbuminämie, Hypergammaglobulinämie.
▶ Die Symptome des ABS (s. auch 4.2.3) sind:
Ein- oder doppelseitige Pulslosigkeit der oberen Körperhälfte; schleichende Ischämie im Bereich der oberen Extremitäten mit Kältegefühl und rascher Er-

müdbarkeit bei manueller Tätigkeit, anfangs oft einseitig. Dazu evtl. trophische Störungen im Bereich des Gesichts mit Ulzerationen in der Nase mit schwer stillbarem Nasenbluten, Augenveränderungen und neurologische Symptome wie Aphasie, Hemiparesen, Krämpfe und Apoplexie; Mitbeteiligung der Kranzgefäße kann zum Myokardinfarkt führen. Auch Aneurysmenbildung kommt vor. Später besteht häufig eine Hypertonie. Verlaufszeiten von 1–10 Jahren sind beschrieben.

Das Takayasu-Syndrom wird im deutschen Sprachgebrauch oft synonym für das ABS verwendet; im übrigen muß gegen die Aortenbeteiligung bei Lues, primär chronischer Polyarthritis und Spondylarthritis ankylopoetica abgegrenzt werden.

■ Konservativ kann eine Steroidbehandlung versucht werden, deren Nutzen nicht sicher erwiesen ist.

4.8.3 Arteriitis cranialis
(Arteriitis temporalis, Riesenzellarteriitis, Horton-Magath-Syndrom)

Die nicht seltene Arteriitis cranialis ist eine entzündliche, nekrotisierende und granulomatöse Panangiitis, die bevorzugt die Gefäße des Aortenbogens und besonders häufig die Temporalarterien befällt, aber prinzipiell jede Arterie befallen kann.

▶ Betroffen sind vor allem ältere Patienten jenseits des 55. Lebensjahres beiderlei Geschlechts. Typisch ist eine tastbare, strangartige Verdickung und Druckempfindlichkeit einer oder beider Temporalarterien; in diesem Bereich kommt es z.T. zu sehr heftigen Schmerzen. In ca. 50% kommt es zu Mitbeteiligung der Augengefäße mit der Gefahr innerer und äußerer Augenmuskellähmungen, Amblyopie und Erblindung. Selten kann es zu Ulzerationen an der Kopfhaut kommen. Allgemein kommt es zu Temperaturanstieg, gelegentlich zu rheumatischen Beschwerden. Auch verschiedene unspezifische Leberveränderungen im Zusammenhang mit der Riesenzellarteriitis wurden beschrieben.

● Diagnostisch bedeutsam ist eine *starke Blutsenkungsbeschleunigung*, die allerdings in weniger als 10% der Fälle fehlen kann beziehungsweise nicht stark ausgeprägt ist.

■ Entscheidend ist der frühzeitige und hochdosierte Einsatz von Kortikoiden, wodurch die Augenkomplikationen verhindert werden können.
Differentialdiagnostisch ist vor allem von den verschiedenen Kopfschmerzformen abzugrenzen:
u.a. von Migräne, Cephalaea vasomotorica, Histaminkopfschmerz (Horton-Cephalaea, Erythroprosopalgie; besonders bei Männern mittleren Alters), Kopfschmerzen bei hypertensiven Krisen, bei anderweitigen Augen-, Ohrenund Nasenerkrankungen.

Wahrscheinlich bestehen enge Beziehungen zur *Polymyalgia rheumatica*, wobei starke Muskelschmerzen im Schultergürtel, seltener im Beckengürtel vorliegen. Auch dabei stark beschleunigte Blutsenkung (bis über 100 in der ersten Stunde) und gutes therapeutisches Ansprechen auf Kortikoide.

4.8.4 Wegener-Granulomatose
(Riesenzellangiitis)

Es soll sich um eine sehr seltene Sonderform der Panarteriitis nodosa (respirato-renaler Typ) handeln, mit granulomatösen, entzündlichen Veränderungen an kleinen Arterien, Kapillaren und Venen, die im Bereich der oberen Luftwege beginnen und sich über die Lungen und schließlich generalisiert ausbreiten.

▶ Die Granulombildungen sind vor allem im Nasen-Rachen-Raum und in den Lungen nicht streng auf das Gefäßsystem bezogen. Im Endstadium sind immer die Nieren in Form einer Glomerulonephritis oder nekrotisierenden Glomerulitis betroffen.

Die Wegener-Granulomatose verläuft typischerweise in 4 Stadien:
Stadium 1: Ulzeröse oder granulomatöse Entzündungen im Nasen- und Nebenhöhlenbereich (Nasenbluten).
Stadium 2: Granulomatöse Lungenherde (evtl. mit Asthma, Eosinophilie und subfebrilen Temperaturen).
Stadium 3: Generalisierte Vaskulitis (relativ häufig Augenbeteiligung).
Stadium 4: Nierenbefall mit fortschreitender Niereninsuffizienz (ohne Hochdruck).
Die Prognose ist infaust.

■ Behandlung mit Prednisolon: Initial 60–80 mg, Reduktion auf die kleinste wirksame Erhaltungsdosis. Auch die Behandlung mit Immunsuppressiva wird versucht [durchschnittlich 100 mg Azathioprin (Imurek)/Tag].

4.8.5 Panarteriitis nodosa
(Periarteriitis –, Polyarteriitis nodosa, Kussmaul-Meier-Syndrom)

Es handelt sich um eine relativ seltene, schubweise verlaufende Systemkrankheit, die alle Arterien, aber bevorzugt die mit kleinem und mittlerem Kaliber, und auch kleine Venen betreffen kann. Sie kann in jedem Lebensalter vorkommen, bevorzugt aber im mittleren Lebensalter. Männer sind häufiger betroffen als Frauen. Der Verlauf kann sehr unterschiedlich sein: rasch zum Tode führend oder chronisch remittierend über Jahrzehnte; evtl. Defektheilung. Die Ätiologie ist noch unbekannt (hyperergische Reaktion auf unterschiedliche Noxen). Üblicherweise beginnt der nekrotisierende Prozeß in der Media kleinerer Arterien, um sich dann zu Intima und Adventitia auszudehnen. Diese segmentalen Läsionen können zu obliterierenden Thrombosen, multiplen Aneurysmen und Ruptur führen.

Folgende Vorerkrankungen werden anamnestisch häufiger angegeben: Asthma, Pneumonien, Nasen-Rachen-Katarrhe, Exantheme, Heufieber, Urtikaria, Polyarthritis, Lues und Gonorrhoe; bzw. die Einnahme folgender Medikamente: Sulfonamide, Antibiotika, Seren, Gelbfiebervakzine.

Entsprechend der Möglichkeit, jedes Organ in wechselnder Reihenfolge zu befallen, ist das klinische Bild ausgesprochen vielfältig und die Möglichkeit zu Fehldiagnosen außerordentlich groß (ähnlich wie in früheren Zeiten bei Lues).

▶ Praktisch in allen Fällen kommt es zu Fieber oder subfebrilen Temperaturen. Häufig sind Gelenk- und Muskelschmerzen. Etwa in der Hälfte der Fälle kommt es zu raschem Gewichtsverlust. Im übrigen hängt die Symptomatik vom jeweiligen Organbefall ab:

Nierenbefall in 70-80% (Polyarteriitis und/oder Glomerulitis; später kommt es in 60% der Fälle zu Hypertonie).

Abdominalbeschwerden in 30-60% (Bilder einer Appendizitis, Pankreatitis, Cholezystitis, Hepatitis, Enterokolitis).

Befall der Koronararterien (Rhythmusstörungen, Angina pectoris, Myokardinfarkt, Herzinsuffizienz).

Beteiligung der Lungen- und Pleuragefäße (Symptome einer antibiotikaresistenten Bronchitis oder Bronchopneumonie; Pleuritis; später Lungenfibrose).

Typische Hauterscheinungen in 25% in Form schmerzhafter subkutaner Knötchen bis zu Hautnekrosen.

Raynaud-Syndrom bei Befall der Digitalarterien; Gelenkschmerzen und selten Gelenkschwellungen.

Polyneuropathie in über 50% (motorische und sensible Störungen, Schmerzen, Muskelatrophie, Reflexausfälle).

Zerebrale Manifestation (Kopfschmerzen, Schwindel, Sehstörungen, Erbrechen; Ruptur eines Hirnarterienaneurysmas).

Befall der Geschlechtsorgane und ableitenden Harnwege.

● **Wichtige Laborbefunde.** Meist stark beschleunigte Blutsenkung, polymorphkernige Leukozytose, in 25% Eosinophilie; in fortgeschrittenen Stadien Anämie. Häufig Hypergammaglobulinämie. Relativ häufig Transaminasenanstieg (Leberbeteiligung in 40-70%). Bei Muskelbefall CPK-Anstieg; bei dekompensierter Niereninsuffizienz Anstieg der harnpflichtigen Substanzen.

▶ Die Diagnose kann durch spezielle Untersuchungen gestützt werden: Leberbiopsie, Muskel- und Hautbiopsien, Elektromyographie, Angiographie.

Symptome von seiten mehrerer Organe und ungewöhnliche Kombinationen von Organerkrankungen mit (remittierendem) Fieber und hoher BSG sollten immer an Panarteriitis nodosa denken lassen.

■ Wenn die Diagnose histologisch gesichert ist, sollte eine Steroidlangzeitbehandlung begonnen werden: Initial 60–80 mg Prednisolon/Tag; schrittweise Dosisreduktion zur geringsten wirksamen Erhaltungsdosis erst, wenn alle Aktivitätszeichen (auch die Blutsenkungsbeschleunigung) abgeklungen sind. (In seltenen Fällen können Symptome einer Panarteriitis nodosa unter Steroidbehandlung auftreten oder zunehmen, dann muß diese abgebrochen werden; evtl. dann Versuch mit Immunsuppressiva.)

4.8.6 Arteriitiden bei Kollagenosen

4.8.6.1 Lupus erythematodes disseminatus (LED)

Dabei kommt es in etwa der Hälfte der Fälle zu generalisierter Arteriitis mit fibrinoiden Nekrosen und anschließender Fibroblastenwucherung. Thrombosen können zu Verschlüssen größerer Arterien führen. In etwa 25% der Fälle findet sich frühzeitig ein Raynaud-Syndrom. An den Nieren sind zuerst die Arteriolen (Drahtschlingenbildung: „wire loop") betroffen, bevor glomerulonephritische Symptome auftreten (Beginn mit geringer Proteinurie, Leukozyturie, Erythrozyturie und Zylindrurie; fortschreitend bis zu Hochdruck und Niereninsuffizienz).

▶ **Klinische Kriterien.** Eingeschränktes Allgemeinbefinden, Gelenkbeschwerden, Fieber, typische Hautefloreszenzen, Lymphknotenschwellung, Raynaud-Syndrom, pathologischer Urinbefund.

● **Humorale Befunde.** Antinukleäre Faktoren sind praktisch immer vorhanden; spezifisch ist der Nachweis von Antikörpern gegen (doppelsträngige) DNS (radioimmunologisch). Auch beim *medikamenteninduzierten LE* (Antikonvulsiva, Antikonzeptiva, Hydralazin) treten antinukleäre Faktoren auf. Im Schub eines LED sinkt das C3-Komplement ab (Verlaufsparameter). Weitere häufige Befunde sind: Senkungsbeschleunigung, Anämie, Leuko- und Thrombozytopenie, Hypalbumin- und Hypergammaglobulinämie.

■ Behandlung initial mit 60–80 mg Prednisolon; entsprechend dem Rückgang der Symptome Dosisreduktion auf eine Erhaltungsdosis. Bei Nichtansprechen Versuch mit Immunsuppressiva [Azathioprin (Imurek) ansteigend bis maximal 200 mg/Tag].

■ Bei akuter arterieller Verschlußsymptomatik besteht eine Indikation zur Thrombolyse mit Streptokinase, soweit keine Kontraindikationen bestehen. Andernfalls ist der Versuch einer Defibrinogenierung z. B. mit Ancrod (Arwin) zu erwägen.

4.8.6.2 Progressive Sklerodermie

Es handelt sich um eine generalisierte Bindegewebserkrankung (typische Hautmanifestationen). Die Arteriitis bei Sklerodermie betrifft vor allem die

Digitalarterien unter dem Bild des Raynaud-Syndroms (s. 4.9.1.2). Dieses kann der Manifestation der Sklerodermie um Monate bis Jahre vorausgehen. Mit fortschreitender Angiopathie kommt es als typisches Symptom zu *Rattenbißnekrosen* an den Fingerkuppen (histologisch sehr ähnliches Bild wie bei der „Vinylkrankheit" von Chemiearbeitern bei der Herstellung von Vinylchlorid).

Thibierge-Weissenbach-Syndrom = subkutane Kalzinose bei Sklerodermie; CRST-Syndrom = *C*alcinosis, *R*aynaud-Syndrom, *S*klerodaktylie, *T*eleangiektasie bei Sklerodermie mit überwiegendem Hautbefall.

● Humoral finden sich häufig geringe Hypergammaglobulinämie, positiver Rheumafaktor in 30%, LE-Zellreaktionen und antinukleäre Antikörper. Doch läßt sich die Diagnose nur aus klinischem Verlauf und Histologie stellen.

■ Eine wirksame Therapie ist bislang nicht überzeugend nachgewiesen. Die akralen Durchblutungsstörungen lassen sich meist durch eine transthorakale Sympathektomie bessern, doch treten später oft verstärkt Rezidive auf. Wichtig ist der Schutz der Hände vor Nässe, Kälte und Traumen.

4.8.6.3 Dermatomyositis

Die Gefäßveränderungen bestehen in perivasalen entzündlichen Infiltraten und Teleangiektasien. Sie können zum Raynaud-Syndrom führen.

▶ Neben der Klinik ist zur Diagnostik der histologische Befund aus Haut- und Muskelbiopsien (evtl. EMG-gezielt) entscheidend.

● Bei aktiver Myositis sind CPK, Transaminasen und α-HBDH erhöht; selten muskuläre Antikörper.

■ Behandlung mit Prednisolon (initial 60–80 mg/Tag). Die Krankheit kann nach Monaten inaktiv werden. Gegebenenfalls angiologische Behandlungsmaßnahmen.

4.8.6.4 Rheumatoide Arthritis (progressiv-chronische Polyarthritis)

Auch dabei finden sich generalisierte und lokalisierte Arteriitiden, ohne daß bisher über die Pathogenese oder eine spezielle Systematik etwas ausgesagt werden könnte. (Offenbar kann eine Steroidmedikation mitunter aggravierend auf die Ausbildung der Arteriitiden bei pcP wirken.) Die Symptomatik ist meist akral betont.

4.8.7 Hypersensitivitätsangiitis

Dabei handelt es sich um eine sehr seltene Sonderform der nekrotisierenden Panangiitis mit akutem Verlauf. Die Ätiologie scheint uneinheitlich zu sein; Medikamente kommen häufig als Auslöser in Frage (Drogenabusus, Antibiotika, Thiouracil, Diphenylhydantoin, Cumarine, Steroide, Ovulationshemmer).

Es liegt auch hierbei eine Panangiitis der kleinen und mittleren Arterien und der Venen vor. Die großen Gefäße werden aber nicht befallen und alle Gefäßläsionen sind gleich alt. Die viszerale Form betrifft vor allem die Nieren; Todesursache ist fast immer eine nekrotisierende Glomerulonephritis.
▶ Akuter oder subakuter Krankheitsbeginn. Wie bei der Panangiitis nodosa hängt die Symptomatik vom Organbefall ab. An den Extremitäten kommt es häufig zu akralen Ischämien mit Hautnekrosen (die kutane Form hat eine relativ gute Prognose).
▶ Untersuchungsmethoden und
● Laborbefunde entsprechen der Panarteriitis nodosa;
■ desgleichen die Therapie, wobei allerdings zunächst das *Ausschalten aller möglicherweise auslösenden Noxen* ganz im Vordergrund steht. Bei akralen Ischämien scheint sich eine thrombolytische Behandlung (Streptokinase) zu bewähren (cave Kontraindikationen); ggf. auch eine gesteuerte Hypofibrinogenämie durch Ancrod (Arwin). Bei Fällen, die unter einer Steroidtherapie aufgetreten sind, ist eine Immunsuppression (Azathioprin) zu erwägen.

4.9 Funktionelle Angiopathien (Tabelle 5)

4.9.1 Raynaud-Syndrom

Es wird ein primäres und ein sekundäres Raynaud-Syndrom unterschieden (vgl. auch akrales Ischämiesyndrom, 4.2.4.3).

4.9.1.1 Primäres Raynaud-Syndrom: Morbus Raynaud

Dabei liegt eine intermittierende Verschlußsymptomatik der Akren infolge Störung der peripheren Vasomotorik mit funktioneller Verengung von Arterien und/oder Arteriolen vor. Folgende Funktionsstörungen sind beteiligt: dienzephale Fehlsteuerung der Gefäßweite und erhöhter autonomer sympathischer Gefäßtonus, Anreicherung vasokonstriktorischer Substanzen und abnorme Reagibilität der Gefäßwand auf endogene und exogene Noxen, vor allem auf Kälte, weiterhin psychische Erregungen, evtl. Rauchen. Infolge dieser Funktionsstörungen kommt es intermittierend zum Absinken des digitalen Perfusionsdrucks. Wird ein Minimalwert unterschritten („kritischer Verschlußdruck"), kommt es zu weitgehendem Sistieren der Mikrozirkulation und dadurch zur Ausbildung
▶ des *Digitus-mortuus-Syndroms*.
▶ Die Klinik besteht in symmetrischen, intermittierenden, meist kurzdauernden (15–30 min) Ischämien der Akren, zuerst nur an den Händen unter Aussparung des Daumens (und evtl. des Kleinfingers). Der häufigste Auslöser ist Kälte.

Tabelle 5. Differentialdiagnose akraler Zirkulationsstörungen. (Nach Caesar 1977)

	Morbus Raynaud	Akrozyanose	Erythromelalgie	Kälteagglutininkrankheit	Kryoglobulinämie
Alter und Geschlecht	Mädchen und junge Frauen in 70–80% der Fälle	Mädchen und junge Frauen in 90% der Fälle	Kein Geschlechtsunterschied, meistens Erwachsene	Männer etwas häufiger, Erwachsenenalter	Abhängig von Grundkrankheit
Auslösung und Dauer der Symptome	Abkühlung, psychische Erregung; anfallsweise, Minuten bis Stunden	Abkühlung, (Emotion); permanent	Wärme, Arbeit; anfallsweise	Abkühlung; anfallsweise, relativ plötzlich	Bei Normaltemperatur möglich; anfallsweise, nicht so plötzlich
Lokalisationen	Symmetrisch, überwiegend 2.–5. Finger, selten Zehen, Kinn, Nase und Ohren	Streng symmetrisch, Hände und Füße, selten Ohren, Nase, Gesäß	Nicht streng symmetrisch, Fußsohlen, selten Handflächen	Nicht streng symmetrisch, Akren (Ohren, Nase, Kinn, Hände, Füße)	Nicht streng symmetrisch, Akren (Ohren, Nase, Kinn, Hände, Füße)
Farbveränderung	Blässe, Zyanose, Rötung, Zyanose wegdrückbar	Rötlichblau bis dunkelzyanotisch, diffus, Irisblendenphänomen	Rötung	Wärmereversibel, Zyanose, nicht wegdrückbar	Wärmereversibel, Zyanose, nicht wegdrückbar
Hauttemperatur	Erniedrigt	Erniedrigt	Erhöht (31–36 °C)	Erniedrigt	Erniedrigt
Beschwerden	Parästhesien bis Schmerzattacken	Keine	Brennende Schmerzen, anfallsweise bis Dauerschmerz	Parästhesien, Kälteüberempfindlichkeit	Parästhesien, Kälteüberempfindlichkeit
Trophische Störungen	Keine bis Fingerkuppennekrosen	Keine, lokales Ödem möglich	Keine	Nekrosen bis Gangrän	Nekrosen bis Gangrän

▶ Provokation durch Halten eines Metallgefäßes aus dem Tiefkühlfach. Initial kommt es zu Leichenblässe begleitet von Parästhesien; anschließend evtl. Zyanose und terminale Rötung mitunter mit Schmerzen. Die peripheren Pulse sind meist normal tastbar.
Der Morbus Raynaud betrifft bevorzugt Frauen (Männer : Frauen = 1 : 5) zwischen dem 20. und 40. Lebensjahr. Er ist relativ selten und kann erst nach mehrjähriger Beobachtungszeit (2–3 Jahre), wenn sich keine Ursache eines sekundären Raynaud-Syndroms eruieren läßt, als gesichert gelten. Milde Formen sind eine Variante des normalen peripheren Kreislaufverhaltens junger Frauen.
Im weiteren Verlauf kann es zur Ausbildung organischer Veränderungen der Digitalarterien (Verdickung von Intima und Media) und zu trophischen Störungen an Nägeln und Haut (Sklerödem; in 5–10% schmerzhafte Punktnekrosen an den Fingerkuppen) bis zur Ausbildung eines Skleroderms mit Akrosklerose (Stadium II, nur in 10–12%) kommen.

▶ Eine hochwertige diagnostische Methode beim Morbus Raynaud ist das *akrale elektronische Oszillogramm*. Ein Sistieren der Blutströmung in einzelnen Digitalarterien läßt sich oft mit der Ultraschall-Doppler-Sonde erfassen, ebenso wie das Wiedereinsetzen nach Gabe eines Nitropräparates.

■ Entscheidende allgemeine Behandlungsmaßnahmen sind Schutz vor Kälte (warme Handschuhe, evtl. Taschenöfchen), Nässe und Verletzungen. Medikamentös sollen sich Nikotinsäurederivate bewähren, auch α-Rezeptorenblocker und neuerdings Prazosin werden empfohlen; lokal nitroglyzerinhaltige Salben. Bei sehr schweren Fällen ist die Indikation zur transthorakalen Sympathektomie gegeben.

4.9.1.2 Sekundäres Raynaud-Syndrom = Raynaud-Phänomen

Das sekundäre Raynaud-Syndrom ist wesentlich häufiger als der Morbus Raynaud. Ihm liegt die gleiche hämodynamische Störung der akralen Zirkulation mit dem Erscheinungsbild der „Leichenblässe" zugrunde.

▶ Klinisch tritt beim sekundären Raynaud-Syndrom meist eine langdauernde Ischämie auf. Die dem Morbus Raynaud typische Symmetrie ist selten. Beide Geschlechter sind altersunabhängig gleich häufig betroffen.
Ursache für den zu geringen Perfusionsdruck beim sekundären Raynaud-Syndrom sind jedoch nicht funktionelle Störungen, sondern ein Strombahnhindernis im Bereich der Digitalarterien, primäre Störungen der Hämorheologie oder eine primär neurogene Erkrankung. Ein sekundäres Raynaud-Syndrom kann bei folgenden Erkrankungen auftreten:
Bei Kollagenkrankheiten: Initialsymptom bei Sklerodermie, LE, pcP und Sharp-Syndrom („mixed connective tissue disease"); bei Kryoglobulinämie, Kälteagglutininen (selten); AVK, akutem embolischem oder thrombischem Verschluß einer größeren Extremitätenarterie, akutem thrombotischem Verschluß kleiner peripherer Arterien verschiedenster Ursachen; Traumen (z. B.

auch Vibrationstraumen); neurologischen Erkrankungen (mit gestörtem Gefäßtonus); neurovaskulären Schultergürtelsyndromen; hämatogenen Erkrankungen, z. B. Thrombozytosen, auch bei Hyperviskositätssyndromen (meist auch Befall von Nasenspitze und Ohren); bei arteriovenösen Kurzschlüssen; venösen Verschlußkrankheiten; Kugelthrombus im linken Vorhof; peripherer symmetrischer Gangrän (nach Noradrenalin i.v., bei Cumarinnekrosen, Hypersensitivitätsangiitis, Herzinsuffizienz); Nicolau-Syndrom (periphere Embolisierung nach i.m. Injektion von kristallinem Penicillin u.a.); iatrogener Katheterschädigung der A. radialis.

▶ **Diagnostische Methoden.** Akrales elektronisches Oszillogramm; Nachweis von Digitalarterienverschlüssen oder systolische Fingerblutdruckmessung mit der Ultraschall-Doppler-Sonde; evtl. plethysmographische Fingerdurchblutungsmessung in Ruhe und bei reaktiver Hyperämie.
Mitunter muß zur Diagnosesicherung die *Arteriographie* (günstigerweise in Narkose wegen besserer Darstellung der Peripherie) herangezogen werden, wenn therapeutisch keine Lyse indiziert ist.

■ Die Therapie richtet sich nach der Grundkrankheit (z. B. Absetzen eines auslösenden Medikaments). Bei relativ akuten akralen Ischämien bewährt sich häufig eine *Thrombolyse mit Plasminogenaktivatoren*. Häufig erweist sich eine Verbesserung der rheologischen Bluteigenschaften als günstig (z. B. Fibrinogensenkung durch Ancrod).

4.9.2 Angiolopathien

Die funktionellen Angiolopathien betreffen sowohl die Arteriolen als auch Kapillaren und Venolen (s. auch Tabelle 5).

4.9.2.1 Akrozyanose

Ursächlich soll es sich um eine Dysregulation im hypophysär-dienzephalen Bereich (häufig mit ovariellen Störungen) handeln, wobei in den Arteriolen ein erhöhter und in den Venolen ein verminderter Gefäßwandtonus herrscht.

▶ Klinisch findet sich die typische, streng symmetrische, akrale Zyanose. Das Hautkolorit kann je nach Außentemperatur rot-bläulich bis tief livide sein. Nach Druck mit dem Finger füllt sich die Abblassung der Haut charakteristischerweise vom Rand her auf *(Irisblendenphänomen)*. Während um die Pubertätszeit beide Geschlechter etwa gleich häufig betroffen sind, überwiegt ab dem 20. Lebensjahr eindeutig das weibliche Geschlecht. Subjektiv leiden die Patienten an Kälteempfindlichkeit und Hyperhidrosis der Hände und Füße; mitunter teigige, periphere Ödeme (gestörte Kapillarfunktion). Nase und Ohren können auch betroffen sein. Die *Erythrocyanosis crurum puellarum* stellt eine topische Variante dar.

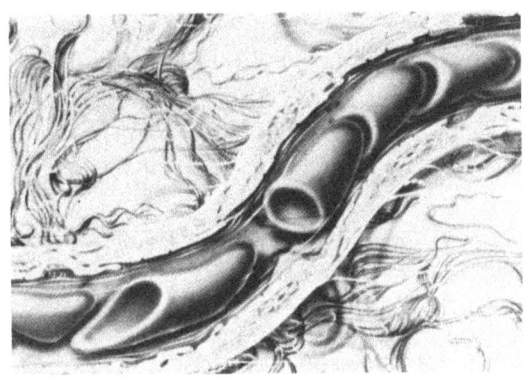

Abb. 25. Verformung der „im Gänsemarsch" angeordneten Erythrozyten im Bereich der Endstrombahn (Erythrozytenserie nach Ehrly mit frdl. Genehmigung Albert-Roussel)

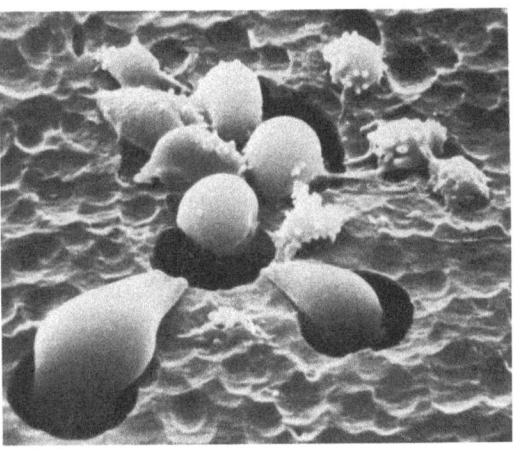

Abb. 26. Demonstration der Erythrozytenflexibilität an einem mit Humanblut durchströmten Mikroporefilter mit 5 µm Porendurchmesser; dies entspricht dem Durchmesser kleinster Kapillaren, der also kleiner als der Erythrozytendurchmesser ist. Rasterelektronenmikroskopische Vergrößerung 2800:1. (Nach Marshall 1980)

Metarteriolen, Hauptkanälen, arteriovenösen Anastomosen (im Hautbereich) und präkapillären Sphinkteren ist eine rasche Anpassung an die lokalen Bedürfnisse möglich; die Muskeldurchblutung kann bei Arbeit etwa 10fach gesteigert werden. Die Adaptation erfolgt passiv und druckabhängig, da Kapillaren keine eigene Vasomotorik besitzen. Eine Trennung in eine „nutritive" und eine „nicht nutritive" Gewebsdurchblutung ist nicht immer möglich, aber

■ Die Therapie ist symptomatisch: Kälteschutz, Hautpflege (evtl. Versuch mit Hydergin oder Reserpin). Während einer Gravidität kann die Akrozyanose verschwinden.

4.9.2.2 Livedoerkrankungen

Dabei soll die Dysregulation die retikulär angeordneten Gefäße der tiefen Kutis und angrenzenden Subkutis betreffen *(Livedo reticularis)*. Neben einer primären gibt es eine sekundäre Form, die durch Medikamente, Kälteagglutinine oder Temperaturreize ausgelöst werden kann.

4.9.2.3 Erythromelalgie
(Erythralgie, Erythermalgie)

Dabei liegt eine Hypotonie sowohl der Arteriolen als auch der Venolen vor. Es gibt eine extrem seltene idiopathische Form und eine sekundäre Form bei AVK, Diabetes mellitus, Gicht, lange bestehender Hypertonie, bei Polyglobulie und bei Quecksilber- und Arsenvergiftungen.

▶ Typisch sind rote, warme, zuweilen ödematöse Hände und Füße besonders bei Patienten mittleren Alters ohne Geschlechtsbevorzugung. Anfallsartige Schmerzattacken an den Handinnenflächen und Fußsohlen treten besonders im Sommer und nachts auf.

■ Kälte und Bewegung lindern die Beschwerden (die Patienten nehmen spontan kalte Fußbäder). In der Therapie steht die Behandlung der Grundkrankheit im Vordergrund. In leichten Fällen evtl. Versuch mit Dihydroergotamin oder Acetylsalicylsäure.

! Lokale Alkoholanwendungen sind kontraindiziert.

▶ Diagnostisch kann das *akrale Oszillogramm* durch den Nachweis der tiefsitzenden katakroten Dikrotie helfen (s. 1.3.4.3).

5 Therapie der Arteriopathien

5.1 Physiologische und pathophysiologische Vorbemerkungen

5.1.1 Mikrozirkulation

Die Mikrozirkulation betrifft den kapillären Kreislauf mit den unmittelbar vor- und nachgeschalteten Gefäßen (Endstrombahn); dies ist das für die Gewebsernährung entscheidende Austauschgebiet zwischen arteriellem und venösem System, das sich durch hämodynamische Besonderheiten auszeichnet. Die Struktur variiert mit den lokalen Aufgaben. Mit der Einschaltung von funktionell, im Hautbereich auch anatomisch in Form der arteriovenösen Kurzschlüsse, sicherlich gegeben (Bestimmung mittels Isotopenclearance unter Berücksichtigung der Gesamtdurchblutung). Die Aufgaben der Kapillarwand umfassen Stoff- und Flüssigkeitsaustausch und Aufrechterhaltung des Blutvolumens. Dem dienen Filtration, Absorption und Diffusion. Die Filtration folgt dem Starling-Gesetz, wonach der Filtrationsdruck im arteriellen Teil des Kapillarsystems dem Resorptionsdruck im venösen entsprechen muß; Steuergrößen sind: intravasaler Druck, kolloidosmotischer Druck intra- und extravasal, Gewebsdruck. Die infolge des großen Gesamtquerschnitts sehr langsame Kapillarströmung ergibt optimale Diffusionsbedingungen. Wichtige *rheologische Paramter* der Mikrozirkulation sind Erythrozytenflexibilität und -aggregation sowie die Plasmaviskosität. Da sich die korpuskulären Blutelemente im Kapillarbereich „im Gänsemarsch" hintereinander anordnen (Abb. 25) und die Erythrozyten normalerweise ähnlich einem Flüssigkeitstropfen außerordentlich flexibel sind (Abb. 25 u. 26), erreicht die Blutviskosität im Kapillarbereich ein Minimum; sie entspricht praktisch der Plasmaviskosität (Fåhraeus-Lindquist-Effekt). Die normale Kapillardurchströmung ist in gewissen Grenzen von Hämatokritschwankungen relativ unabhängig und läßt keine Erythrozytenaggregation zu.

Wichtige Punkte für Pathophysiologie und Therapie der arteriellen Durchblutungsstörungen: Erythrozytenaggregation ist die Ursache der Strukturviskosität des Blutes. Sie tritt im Endstrombahnbereich bei Prästase und vor allem bei Stase auf und ist offenbar außer an andere plasmatische Makromoleküle besonders an das Vorhandensein von Fibrinogen gebunden. Fibrinogen ist seinerseits die entscheidende Determinante der Plasmaviskosität. Weiterhin ist die Erythrozytenflexibilität bei Azidose vermindert, also z.B. unter den Bedingungen der Ischämie.

5.1.2 Kollateralkreislauf

Die Kollateralen sollen bei arteriellen Verschlüssen zunächst eine ausreichende Ruhedurchblutung gewährleisten. Mehrbelastungen führen häufig zu Ischämie (postembolische Claudicatio intermittens); bei dauernder Druckminderung unter 30 mmHg (4 kPa) peripher des Verschlusses kommt es zu Nekrosen. Der entscheidende Reiz zur Ausbildung von Kollateralen sind die *großen Scherkräfte* infolge der hohen Strömungsgeschwindigkeit im Kollateralbereich. Dabei werden die proximal des Gefäßverschlusses abgehenden Arterienäste zu Kollateralen umgebaut; in den distalen Seitenästen kommt es zur Strömungsumkehr. Qualitative und quantitative Beurteilung des Kollateralkreislaufs ist durch die Plethysmographie möglich.

Anatomisch kann man unterscheiden:
Primäre oder Hauptkollateralen und sekundäre oder akzessorische Nebenbahnen.

Funktionell sind zu unterscheiden:
a) Aus präformierten Anastomosen entstehende Hauptkollateralen;
b) aus Vasa vasorum et nervorum entwickelte Brückenkollateralen;
c) aus einem ganzen Netzwerk gebildeter Kollateralkreislauf (Hypervaskularisationstyp).

Folgende Faktoren beeinflussen die Ausbildung eines Kollateralkreislaufs: Zeit; Lokalisation und Ausdehnung des Stammarterienverschlusses (besonders ungünstig Verschlüsse der Femoralis- und Popliteagabel oder Verschlüsse über mehrere Etagen); Art der Erkrankung (z. B. akut oder chronisch); Art und Veränderungen des Kollateralbereichs selbst (z. B. Anzahl präformierter Anastomosen); Einwirkungen seitens des Gesamtorganismus (Schock; Trainingszustand, z. B. Gehtraining). Ausbildung des optimal möglichen Kollateralkreislaufs ist nach 3–12 Monaten zu erwarten. Mitunter kann es bei chronischen Verschlüssen zu evtl. ungünstigen Blutumverteilungen bei Bevorzugung bestimmter Kreislaufabschnitte kommen – entsprechend auch nach Vasodilatanzien (Diversionsphänomene).

Über 75jährige Patienten können kaum eine Kollateralzirkulation entwickeln. Sie sind daher durch einen arteriellen Verschluß ungleich mehr gefährdet als jüngere.

5.2 Allgemeine Therapieprinzipien bei Arteriopathien

■ Die Behandlung sollte nicht nur die klinischen Symptome, sondern immer auch den Zustand der Funktionseinheit Gefäßwand und strömendes Blut berücksichtigen. Im *Stadium der drohenden Arteriosklerose* (Abb. 27), ausgewiesen durch das Vorhandensein von Risikofaktoren, die ihrerseits die Thrombozyten in eine Reizform überführen können (s. 4.2.1), ist eine wirksame *Prophylaxe* möglich: die möglichst weitgehende Ausschaltung der Risikofaktoren. Erste Untersuchungen ergaben einen Anhalt dafür, daß *Thrombozytenaggregationshemmung* durch Acetylsalicylsäure (Aspirin) auch einen primär prophylaktischen Effekt hat.

Im *Stadium der frühen Atherogenese* (Abb. 27) mit Plättchenthromben und gemischten Parietalthromben bis zur frischen obliterierenden Thrombose ist eine spontane oder induzierte Lyse möglich. Während eine spontane Lyse selten zu sein scheint, kann mit Plasminogenaktivatoren (Streptokinase, Urokinase) eine *Thrombolyse* und damit eine Wiederherstellung der Strombahn induziert werden. Dies trifft auch für die akuten oder subakuten akralen Ischämiesyndrome zu.

Wenn es zu Inkorporation und Organisation der intravasalen Thromben gekommen ist, ist das *Stadium der irreversiblen Arteriopathie* (Abb. 27) erreicht, in

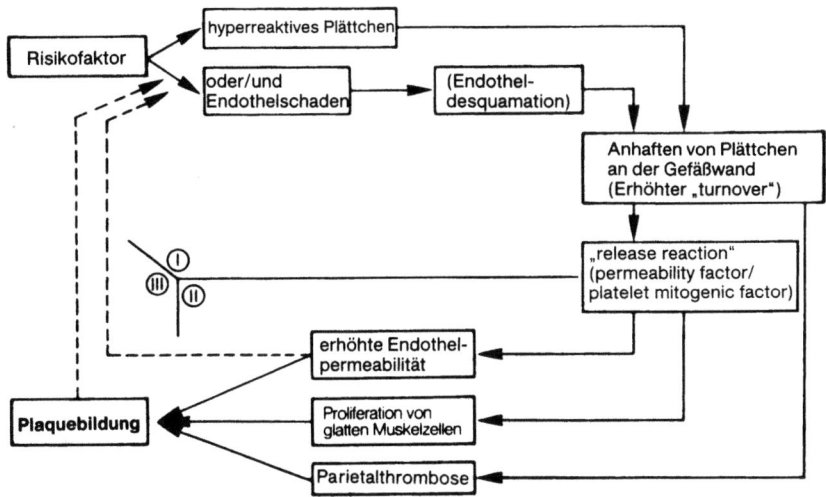

Abb. 27. Atherogeneseschema unter besonderer Berücksichtigung der Rolle der Blutplättchen, des Endothels und der Gefäßwandmyozyten. I Stadium der drohenden Arteriosklerose; II Stadium der frühen Atherogenese, III Stadium der irreversiblen Arteriopathie. (Nach Marshall 1980)

dem eine Thrombolyse nicht mehr möglich ist. Dem Organismus stehen dann folgende Kompensationsmechanismen zur Verfügung: Ausbildung von Kollateralen, Verminderung des funktionellen Widerstands distal der Obliteration und gesteigerte Sauerstoffausschöpfung des Blutes. Behandlung mit Vasodilatatoren ist in diesem Stadium ineffektiv, denn durch Anhäufung saurer Stoffwechselprodukte ist im ischämischen Bereich der Gefäßwandtonus bereits auf ein Minimum reduziert, so daß ein Vasodilatator keinen weiteren Angriffspunkt findet. Dagegen kann durch Gefäßerweiterung in anderen Gebieten durch Umverteilungsphänomene (Diversionsphänomene = Hämometakinesie) der ischämischen Region sogar Blut entzogen werden (möglicherweise trifft dies für den Koronarkreislauf nicht in gleicher Weise zu).
Bei schwerer AVK kann der Prästase oder Stase im Endstrombahnbereich infolge verminderter Erythrozytenflexibilität durch ischämiebedingte Azidose (s. 5.1.1) und infolge erhöhter Erythrozytenaggregation durch die Strömungsverlangsamung (Strukturviskosität, s. 5.1.1) nur auf 2 Arten begegnet werden:
a) durch Steigerung der Vis a tergo bzw. der Schubspannung, z.B. durch Anheben des zentralen Blutdrucks und der kardialen Auswurfleistung;
b) durch Verbesserung der rheologischen Bluteigenschaften, d.h. durch Verminderung der Blutviskosität.

Folgende Faktoren haben Einfluß auf die Fließfähigkeit des Blutes:
a) der Hämatokrit;
b) der Plasmafibrinogengehalt (und Gehalt an weiteren Makromolekülen);

c) die Erythrozytenflexibilität und -aggregation;
d) unter pathologischen Bedingungen Paraproteine und starke Vermehrung der korpuskulären Blutbestandteile.

Therapeutische Maßnahmen, die an diesen Faktoren angreifen, haben den Vorteil, speziell die gestörte Endstrombahndurchblutung im ischämischen Bereich zu verbessern, dagegen die normale Mikrozirkulation weitgehend unbeeinflußt zu lassen (keine wesentlichen systemischen Auswirkungen, keine Diversionsphänomene).

5.2.1 Geschichtlicher Überblick über die konservative Therapie arterieller Durchblutungsstörungen

Hippokrates (460–377): Phlebotomie (Entfernung der „materia peccans")
Erb W. H. (1840–1921): Gehtraining bei Claudicatio intermittens
1912 Vasodilatatoren (Papaverin)
1936 Vitamin C, „Vitamin P" (Endothelstabilisierung)
1936 Heparin
1939 Vitamin-K-Antagonisten
1961 Niedermolekulares Dextran
1964 Perkutane Katheterdilatation
1966 Hemmung der Plättchenfunktion
1967 Thrombolyse mit Plasminogenaktivatoren
1970 Enzymatische Defibrinogenierung
1972 Hämorheologisch wirksame Substanzen
1980 „Lokale Lyse"

5.3 Spezielle therapeutische Maßnahmen bei Arteriopathien

■ Sie setzen sich zusammen aus der *Basisbehandlung* und *zusätzlichen Behandlungsmaßnahmen* (Tabelle 6).

5.3.1 Basisbehandlung

Die Eliminierung vorhandener Risikofaktoren (Tabelle 1) in der Hoffnung, die Progredienz des Leidens aufzuhalten und die natürlichen Kompensationsmechanismen wirksam werden zu lassen, bildet die Basisbehandlung. Von zentraler Bedeutung dabei ist die diätetische Normalisierung eines Übergewichts und das Einstellen des Zigarettenrauchens (s. Tabelle 2). Der Versuch einer diätetischen Cholesterinsenkung ist bei deutlicher Erhöhung (über 7,24–7,76 mmol/l, d. h. 280–300 mg/100 ml) auch ohne aufwendige Lipidanalytik gerechtfertigt; dagegen sollte bei mäßiger Erhöhung (um 6,47 mmol/l, d. h. 250 mg/100 ml) und immer vor einer medikamentösen Senkung eine Be-

Tabelle 6. Behandlungsmöglichkeiten bei arterieller Verschlußkrankheit in Abhängigkeit vom Schweregrad (nach Marshall 1980). (+) = Indikation umstritten (oder nicht eindeutig erwiesen); + = Indikation gegeben; + + = klare Indikation; * intensives Training ggf. sinnvoll

	Arteriosklerosegefährdung	Stadium nach Fontaine				
		I	IIa	IIb	III	IV
Basisbehandlung Risikofaktoren eliminieren	+ +	+ +	+ +	+ +	+ +	+ +
Zusätzliche Behandlungsmaßnahmen (evtl. kombinieren)						
– *Physikalische bzw. Übungsbehandlung* Gehtraining	(+ +)*		+ +*	+ +	+ +	sobald und soweit möglich
– *Medikamentöse Behandlung* a) Thromboseprophylaxe Thrombozytenaggregationshemmer	(+)	(+)	+	+	+	+
Indirekte Antikoagulation			+	+	+	+
b) Steigerung der Vis a tergo bzw. der Schubspannung Digitalisierung Schräglagerung					– immer, wenn indiziert – + +	+ +
Induzierte Hypertonie					+ +	+ +
c) Verbesserung der Blutrheologie Beeinflussung der Erythrozytenflexibilität und -aggregation		+	+	+ +	+ +	
Hämodilution			+	+ +	+ +	
Fibrinogensenkung (mit Ancrod)			+	+ +	(+)	
d) Kurzlebige Vasodilatanzien (intraarteriell)				(+)	(+)	(+)

75

Tabelle 6 (Fortsetzung)

	Arteriosklerose-gefährdung	Stadium nach Fontaine				
		I	IIa	IIb	III	IV
– Klinische internistische Verfahren Thrombolyse mit Plasminogenaktivatoren Perkutane Katheterrekanalisation je nach Befund		nach klinischem Befund				
			+	+ +	+	+
– Gefäßchirurgie Je nach Befund				+	+ +	+ +
Sympathektomie (bei peripheren Verschlüssen)					+	+

stimmung der β- und α-Lipoproteine angestrebt werden, um eine differenzierte Beurteilung hinsichtlich der atherogenen β-Lipoproteine (LDL) und der möglicherweise protektiv wirksamen α-Lipoproteine (HDL) zu ermöglichen. Inwieweit beim Menschen die Arteriosklerose durch Beeinflussung der Risikofaktoren wirklich reversibel ist, ist noch ungewiß und klinisch sicherlich von untergeordneter Bedeutung.

5.3.2 Zusätzliche Behandlungsmaßnahmen

Die zusätzlichen Behandlungsmaßnahmen richten sich u.a. nach dem Schweregrad der Arteriopathie.

5.3.2.1 Gehtraining

Das aufbauende Gehtraining ist die grundlegende *physikalische* Behandlungsmethode (bei Befall der Arme Faustschlußübungen). Seine Domäne ist vor allem das Stadium II nach Leriche und Fontaine. Ziel dieser intensiven Übungsbehandlung ist u.a. die Förderung der Kollateralenentwicklung durch Steigerung der Blutstromgeschwindigkeit und die Leistungssteigerung durch ökonomischeren Einsatz der betroffenen Muskulatur.

Durchführung (Abb. 28). Bestimmung der schmerzfreien Gehstrecke. Davon werden 10% abgezogen; dies ist die Trainingsstrecke, die der Patient je nach Belastbarkeit mit dem Tempo von 120 Schritten/min mehrmals hintereinander mit kurzer Pause (ca. 30 s) mehrmals täglich gehen soll. Diese Strecke soll pro Woche um 10% gesteigert werden.

Prof. Dr. M. Marshall
Institut und Poliklinik für Arbeitsmedizin
der Universität München

Anleitung zum

Gehtraining
für Patienten mit arteriellen Durchblutungsstörungen im Stadium des intermittierenden Hinkens

1.) Bestimmen Sie Ihre **schmerzfreie Gehstrecke**:
   - Sie entspricht der Schrittzahl, die Sie bis zum Auftreten von (meist krampfartigen) Beinschmerzen erreichen (die Schmerzen sind meist in der Wade, seltener im Oberschenkel oder Gesäß).
   - Gehen Sie zügig mit ungefähr 120 Schritten in der Minute, d. h. einem Doppelschritt pro Sekunde.
   - Zählen Sie die Anzahl der Schritte.

2.) Ziehen Sie von dieser Schrittzahl 10 % ab. Diese Schrittzahl ist Ihre **Trainingsstrecke** für die erste Woche.

3.) Gehen Sie 10mal Ihre Trainingsstrecke und bleiben Sie dazwischen jeweils ca. 30 Sekunden stehen (Markierungen am Weg merken).
   Damit haben Sie eine „Trainingseinheit" erreicht.

4.) Verteilen Sie mehrere Trainingseinheiten über den Tag; mindestens 3, je mehr – umso besser.

5.) Testen Sie jede Woche Ihre **schmerzfreie** Gehstrecke neu und passen Sie Ihre **Trainingsstrecke** wie beschrieben an. Die Trainingsstrecke sollte pro Woche um jeweils 10 % gesteigert werden.

Beispiel: schmerzfreie Gehstrecke = 200 Schritte (Tempo 120 Schr./min)
          10 %   = 20 Schritte
          Trainingsstrecke   = 180 Schritte

Trainingseinheit: 10mal 180 Schritte mit je 30 Sekunden Pause dazwischen.
Nach 1 Woche sollte die Trainingsstrecke auf 200 Schritte gesteigert werden usw.

Trainieren Sie regelmäßig, auch wenn es manchmal schwerfällt. Wenn eine Verschlechterung eintritt, suchen Sie Ihren Arzt auf.

Und nun viel Erfolg.

Abb. 28. Beispiel für eine Anleitung zum Gehtraining bei der Behandlung von Arteriopathien

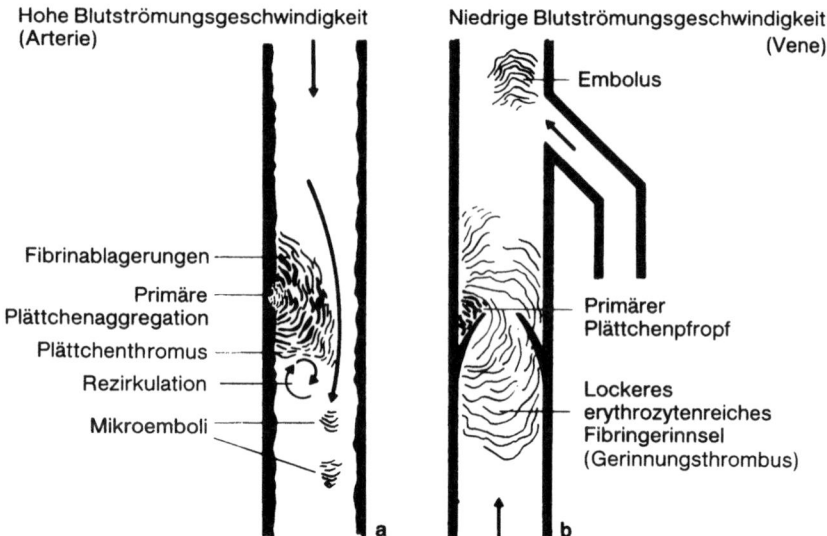

Abb. 29 a, b. Schematische Darstellung einer arteriellen (a) und einer venösen (b) Thrombose. (Aus Marshall, M (1979), Euromed 19, 380, geändert nach Kummer)

Kommt es zu keiner Besserung oder tritt gar eine Verschlechterung der Gehleistungen ein, müssen Diagnose und Therapie (zusätzlich medikamentös u. a.) erneut überdacht werden.

Gut motivierte Patienten können oft mit dieser Behandlungsmethode allein bereits überzeugende Erfolge erringen; zur besseren Motivation evtl. Anschaffung eines Hundes und zusätzliche sportliche Programme: Radfahren, Schwimmen usw.

5.3.2.2 Medikamentöse Behandlung

Hierfür bieten sich verschiedene Ansatzpunkte:

a) Thromboseprophylaxe

Thrombozytenaggregationshemmung. Da in der initialen und frühen Atherogenese den Thrombozyten eine Schlüsselstellung zuzukommen scheint (s. Abb. 27), müßte eine wirksame Funktionshemmung der Thrombozyten primär *prophylaktisch* wirksam sein. Hierfür gibt es Anhaltspunkte, doch können noch keine allgemeinen Empfehlungen ausgesprochen werden.

Der *therapeutische* und *sekundär prophylaktische* Einsatz von Thrombozytenaggregationshemmern zur Verhinderung von Entstehung und Fortentwicklung arterieller Thrombosen wird damit begründet, daß bei der arteriellen Thrombose zuerst die Thrombozytenadhäsion und -aggregation ganz im Vor-

Tabelle 7. Indikationen zur Behandlung mit indirekten Antikoagulanzien (Cumarin- und Phenylindandionpräparaten)

A Bei Erkrankungen des *arteriellen Systems*

1. Koronararterienverschluß
2. Akuter Extremitätenarterienverschluß
3. Chronische arterielle Verschlußkrankheit
4. Thrombangiitis obliterans
5. Nachbehandlung nach gefäßchirurgischen Eingriffen
6. Nachbehandlung nach Herzklappenoperationen
7. Mitralfehler mit Vorhofflimmern
8. Mesenterialarterienverschlüsse
9. Rethrombosierungsprophylaxe nach thrombolytischer Behandlung
10. Polyglobulie, Thrombozytose (relativ)

B Bei Erkrankungen des *venösen Systems*

1. Akute Phlebothrombosen
2. Postthrombotisches Syndrom
3. Rezidivierende Phlebothrombosen
4. Thrombophlebitis migrans
5. Zentralvenenthrombosen der Retina
6. Postoperative Thromboseprophylaxe (relativ)
7. Lungenembolie

dergrund steht (Abb. 29). Für diese Indikation ist z. Z. hauptsächlich die Acetylsalicylsäure (ASS; Aspirin, Colfarit) verfügbar, die u. a. thrombozytenaggregationshemmend wirkt und die Synthese von Prostaglandinen beeinflußt, die ihrerseits Einfluß auf die Thrombozyten-Gefäßwand-Interaktion nehmen (das proaggregatorische, vasokonstringierende Thromboxan A_2 in den Thrombozyten und das aggregationshemmende, vasodilatierende Prostazyklin (PG I_2) in den inneren Gefäßwandschichten). Die Dosierung beträgt bei Monotherapie üblicherweise 3mal 0,5 g/Tag (bei Kombination mit Dipyridamol, das die Thrombozytenfunktion in anderer Weise hemmt, Dosis ca. 1,0 g/Tag).

Auch Sulfinpyrazon (Anturano 200) hemmt die Thrombozytenaggregation, ferner die Freisetzungsreaktion der Plättchen (s. 4.2.1.) und die Prostaglandinsynthese; Dosierung 3- bis 4mal 200 mg/Tag. Weiterhin wirkt auch Pentoxifyllin thrombozytenfunktionshemmend.

Nach heutigen Erfahrungen scheinen Thrombozytenaggregationshemmer indiziert zu sein für die Langzeitbehandlung, um die Progression einer AVK zu bremsen. Die Indikation ergibt sich einfacher, wenn Kontraindikationen für eine Langzeitantikoagulation bestehen. Großzügig wird man die Indikation stellen, wenn sich ein pathologischer Plättchenaggregationstest findet.

! Risiken der Aspirinbehandlung. Allergien, Asthmaauslösung („Aspirinasthma"); Magen-Darm-Ulzera und -Blutungen; Bildung von Nasenpolypen; Störung der späten Schwangerschaft (Frühgeburt); zusätzliche Störung der Nie-

renfunktion bei bestehender Niereninsuffizienz; Interaktionen mit anderen Medikamenten.
Die inoperable Karotisstenose mit intermittierender zerebraler Ischämie (transitorische ischämische Attacke TIA) ist eine zunehmend anerkannte Indikation, besonders wenn Thrombozytenemboli pathogenetisch bedeutsam sind – z. B. bei ulzerierten Plaques (s. 4.2.2 und Abb. 29).

Indirekte Antikoagulation. Mit der indirekten oralen Antikoagulation mit Vitamin-K-Antagonisten (Cumarin- und Phenylindandionpräparate) soll durch Hemmung besonders der Prothrombinsynthese die Entstehung der Gerinnungsthrombose verhindert werden, die nach der initialen Plättchenthrombusbildung auch im arteriellen System auftritt (Tabelle 7).
Auch hierbei handelt es sich um eine Langzeitbehandlung. Die indirekte Antikoagulation vermag signifikant das Fortschreiten von der Arterienstenose zum -verschluß zu hemmen (ca. die Hälfte der Stenosen schreitet innerhalb von 5 Jahren zum Verschluß fort). Auch die Verlängerung einer Verschlußstrecke, z. B. das Übergreifen auf eine weitere Etage, kann verhütet werden. Das Auftreten neuer Stenosen (thrombozytär) kann dagegen nicht verhindert werden.
Eine eindeutige Indikation zur Langzeitantikoagulation stellt der *Morbus embolicus* dar: rezidivierende Embolisierung bei Mitralvitien mit Vorhofflimmern und anderen Zuständen mit Vorhofdilatation und -flimmern, bei Herzwand- und Arterienaneurysmen und bei Klappenprothesen; ca. ⅓ der vom Herzen ausgehenden Embolien betreffen das Gehirn.
Eine spezielle, zeitlich begrenzte Indikation ist die inoperable Karotisstenose mit intermittierender zerebraler Ischämie, wenn es gilt, einen drohenden thrombotischen Verschluß zu verhüten (vgl. auch 5.3.2.2, „Thrombozytenaggregationshemmung").

! Für eine Langzeitantikoagulation gelten folgende **Voraussetzungen:**
Allgemein:
Seitens des *Patienten:* Verläßlichkeit, Alter unter 70 Jahren, Einstellbarkeit.
Seitens des *Arztes:* Beachtung der Kontraindikationen und von Arzneimittelinteraktionen.
Seitens der Angiopathie:
Bei *akut* aufgetretener AVK: nicht eliminierbare Thromboemboliequelle.
Bei *chronischer* AVK: multiple Stenosen mit kritischer Lokalisation (z. B. Stenose der A. profunda femoris bei Verschluß der A. femoralis superficialis, Stenosen der A. poplitea oder am Truncus tibiofibularis).
Häufig gebrauchte Medikamente sind Phenprocumon (Marcumar) und Acenocumarol (Sintrom). Zur Therapieüberwachung dient die Thromboplastinzeit (TPZ) (Quick-Test), die auf 15–25% der Norm eingestellt sein muß (Thrombotest 5–15%), wenn die Behandlung wirksam sein soll. Die Einstellung kann durch viele Medikamente und selbstverständlich durch Vitamin-K-reiche Nahrung (z. B. Leber, Kohl, Spinat, Tomaten) beeinflußt werden:

Die Antikoagulanzienwirkung wird *vermindert* (Toleranzerhöhung) durch:
- Barbiturate
- Thiouracil
- Digitalis
- Purinkörper
- Diuretika
- NNR-Steroide
- Äthinyl-östradiol
- Adrenalin
- Acetylcholin
- Atropin
- Tranquilizer
- Neuroleptika
- Ganglienblocker
- Vitamin-K-haltige Medikamente und Nahrungsmittel

Die Antikoagulanzienwirkung wird *erhöht* (Toleranzminderung) durch:
- Phenylbutazon
- Salizylate
- Thiobarbiturate
- Phenothiazinderivate
- Breitbandantibiotika
- PAS
- Thyroxin
- Androgene
- Acetylcholin (hohe Dosen)

! Das Nebenwirkungsrisiko ist relativ hoch, vor allem wegen der Gefahr zerebraler Blutungen (s. auch Tabelle 8), weswegen die Kontraindikationen strikt zu beachten sind (Tabelle 9).

Direkte Antikoagulation mit Heparin.
Sie spielt bei den Arterienerkrankungen eine untergeordnete Rolle; sie wird hauptsächlich überbrückend bis zum Erreichen einer wirksamen indirekten Antikoagulation eingesetzt. Zur Überwachung dient die Thrombinzeit, die das 3- bis 5fache der Norm betragen soll (s. auch Tabelle 10).

b) Maßnahmen zur Steigerung der Vis a tergo bzw. der Schubspannung
Digitalisierung. Die Indikation zur Digitalisierung ergibt sich ausschließlich aus den klinischen Zeichen einer Herzinsuffizienz. Speziell bei zerebralen Durchblutungsstörungen können mit dieser Maßnahme bemerkenswerte Besserungen erzielt werden.

Schräglagerung. Besonders bei Ruheschmerzen in den Beinen kann durch Steigerung des hydrostatischen Drucks durch Schräglagerung des Patienten häufig Linderung erzielt und damit das Durchschlafen ermöglicht werden. Man

Tabelle 8. Gefahren der Antikoagulanzienbehandlung

1. **Blutungen** infolge überschießender Antikoagulation

2. **Echte Nebenwirkungen** (selten):
  a) Cumarinnekrose
  b) Urtikaria, Dermatitis
  c) Übelkeit, Erbrechen, Durchfälle
  d) Leberparenchymverfettung
  e) Agranulozytose
  f) Osteoporose (nur bei Heparin)
  g) Ausbleibende Restitution des Gerinnungssystems nach Therapie (nur bei Vitamin-K-Antagonisten)
  h) Haarausfall (reversibel)

Tabelle 9. Kontraindikationen der Antikoagulanzienbehandlung

Absolute Kontraindikationen	Relative Kontraindikationen

1. Hämorrhagische Diathesen
2. Erkrankungen mit Gewebsdefekten:
  a) Intestinale Ulzera
  b) Colitis ulcerosa
  c) Zerfallende Malignome
  d) Lungentuberkulose
3. Unmittelbar nach Operationen und Punktionen (Leber, Milz, Niere)
4. Schwere Hepatopathien
5. Schwere Nierenschäden
6. Blutungen aus den abführenden Harnwegen
7. Intraokulare Blutungen
8. Blutungen im ZNS
9. Mangelnde Mitarbeit des Patienten (bei Langzeittherapie)
10. Unzureichende Therapiekontrolle
11. Endocarditis lenta
12. Stärkerer Bluthochdruck
	1. Gravidität (Dicumarole, Phenylindandione)
	2. Schwere Gefäßsklerose
	3. Hohes Alter
	4. Schwerer Diabetes mellitus – besonders mit Gefäßkomplikationen
	5. Schwere kardiale Dekompensation (mit Leberfunktionsstörung)
	6. Laktationsperiode (Cumarine, Phenylindandione)

Tabelle 10. Indikationen zur Heparinbehandlung

1. Initialbehandlung thrombembolischer Erkrankungen 2. Extrakorporaler Kreislauf 3. Hämodialyse 4. Austauschtransfusionen 5. Nach thrombolytischer Therapie vor Übergang auf indirekte Antikoagulanzien 6. Als Langzeitbehandlung während Gravidität und Laktation 7. Verbrauchskoagulopathie 8. Postoperative Thromboseprophylaxe

hebt dazu das Kopfende des Bettes um 15–20° an, indem man z. B. je 2–3 Ziegelsteine unter die oberen Beine des Bettes legt. (Eine Anhebung um ca. 20° gegenüber der Waagrechten vermag den arteriellen Druck in der Großzehe etwa zu verdreifachen.)

Im Stadium IV muß darauf geachtet werden, daß es durch den erhöhten hydrostatischen Druck nicht zu vermehrter Ödembildung kommt, was die Ausheilung trophischer Störungen an den Füßen behindern könnte.

Induzierte Hyperonie. Ein ähnlicher, allerdings auf den gesamten Organismus wirkender Effekt wie bei Schräglagerung wird durch das Anheben des zentralen arteriellen Drucks um ca. 15 mmHg (2 kPa) erzielt. Für diese Maßnahme eignen sich Patienten der Stadien III–IV mit einem relativ niedrigen Ausgangsblutdruck. Ein für diese Indikation gut geeignetes Medikament ist Fludrocortison (Astonin-H; Dosierung individuell); diese Substanz wirkt aldosteronähnlich.

! Auf Nebenwirkungen ist zu achten (Hypokaliämie, Ödeme).

c) Verbesserung der Blutrheologie

Diese Maßnahmen beeinflussen speziell die Endstrombahndurchblutung, die ja in besonderem Maße von rheologischen Faktoren beeinflußt wird (s. 5.1.1). Eine generelle Steigerung der Endstrombahndurchblutung muß ggf. durch ein erhöhtes Herzzeitvolumen kompensiert werden (nötigenfalls Digitalisierung).

Beeinflussung der Erythrozytenverformbarkeit und -aggregation. Im Bereich der Mikrozirkulation kommt dem Aggregationsverhalten der Erythrozyten (Strukturviskosität des Blutes) und ihrer Verformbarkeit besondere Bedeutung zu (Abb. 25 u. 26). Unter den Bedingungen der Ischämie werden diese Faktoren speziell ungünstig beeinflußt, so daß Medikamente, die die Erythrozytenverformbarkeit und -aggregation unter diesen Bedingungen zu normalisieren vermögen, gezielt die Mikrozirkulation im ischämischen Bereich fördern. Für Bencyclan (Fludilat), Naftidrofuryl (Dusodril) und besonders für Pentoxifyllin (Trental) u. a. sind derartige Effekte nachgewiesen.

Aus angiologischer Sicht wäre ein Medikament mit folgendem Wirkungsprofil als ideal zu bezeichnen: Verbesserung der Fließfähigkeit des Blutes unter den Bedingungen der Ischämie, wirksame Thrombozytenfunktionshemmung und deutliche Steigerung der fibrinolytischen Aktivität bei voller oraler Wirksamkeit.

Hämodilution. Sie wird üblicherweise als *isovolämische Hämodilution* durchgeführt. Erfahrungen aus der Transfusionsmedizin und der Aderlaßbehandlung von Polyzythämien ergaben Anstoß zu dieser Behandlung der AVK besonders in den Stadien III und IV.

Dabei wird durch wiederholte Aderlässe der Hämoglobingehalt auf etwa 6,8 mmol/l, d. h. 11 g/100 ml (Hämatokrit ca. 30%), abgesenkt und das entzogene Blutvolumen durch niedermolekulares Dextran (Rheomacrodex) isovolämisch ersetzt. Es wird ein doppelter Effekt auf die Blutrheologie erzielt (s. 5.1.1): Der Aderlaß führt zur Hämatokritverminderung und damit zur Verminderung der Blutviskosität. Niedermolekulares Dextran hemmt die Erythrozytenaggregation, also die Ursache der Strukturviskosität des Blutes bei langsamer Strömung. Der Verlust an Sauerstoffträgern wird durch ein erhöhtes Blutzeitvolumen kompensiert; vor allem aber kommt es in ischämischen Bereichen zum Wiedereinsetzen der Mikrozirkulation. Diese Behandlung kann auch ambulant durchgeführt werden.

! Folgende Risiken sind dabei zu beachten: Ein zu großer und zu rascher Aderlaß kann besonders bei Patienten mit kardialen Erkrankungen und evtl. mit Hochdruck durch gestörte Kompensationsmechanismen zu gefährlichen Blutdruckabfällen führen. Es sollten daher bei diesen Patienten nur kleine Volumina (maximal 250 ml) langsam entzogen werden. Sorgfältige Blutdrucküberwachung ist immer erforderlich!

! Ferner kann es auf Dextrane sehr selten zu gefährlichen anaphylaktoiden Unverträglichkeitsreaktionen bis zum irreversiblen Schock kommen; letzteres ist bei niedermolekularem Dextran äußerst selten. Auch können diese Reaktionen neuerdings durch eine spezifische Haptenhemmung [Haptendextran als monovalentes Antigen (Promit)] vermindert werden. Die prophylaktische Voreinjektion von Haptendextran vor der Dextraninfusion wird daher empfohlen. Eine strenge Patientenüberwachung ist jedenfalls unerläßlich.

Gegebenenfalls kann in der Praxis zunächst nur eine Aderlaßbehandlung mit parenteraler und enteraler Flüssigkeitszufuhr versucht werden.

Bei Patienten mit niedrigem Ausgangshämatokrit evtl. „hypervolämische Hämodilution": Gabe von niedermolekularem Dextran ohne Aderlaß.

Fibrinogensenkung durch Ancrod. Ancrod (Arwin) ist eine Fraktion aus dem Giftdrüsensekret der malaiischen Grubenotter mit fibrinogenspaltender Aktivität. (Es werden die Fibrinopeptide A, AP und AY abgespalten. Diese „Des-A-Fibrinmonomere" können nur End-zu-End polymerisieren, nicht vernetzen. Diese Reaktionsprodukte werden schnell durch Plasmin lysiert und/oder durch das retikuläre System eliminiert.) Durch die resultierende steuerbare Hypofibrinogenämie kommt es zur Verminderung von Blut- und Plasmaviskosität um ca. 20% und zu verminderter Erythrozytenaggregation.

Defibrase ist ein weiteres Schlangengiftpräparat.

Indikationen. Bei inoperablen oder bereits operierten Patienten mit chronischer AVK im fortgeschrittenen Stadium II (Gehstrecke < 100 m), Stadium III und beginnendem Stadium IV, auch bei Digitalarterienverschlüssen.

Durchführung. Nach vorhergehender Fibrinogenbestimmung subkutane Injektion z. B. an der Innenseite des Oberschenkels (*nie intramuskulär*; intravenös nur mit Perfusor extrem langsam). In den ersten 4 Tagen je 1 Ampulle (1 ml mit 70 E); ab 5. Tag Dosierung der täglichen nach der Methode nach Clauss gemessenen Fibrinogenkonzentration anpassen: Fibrinogen auf 0,7–1,0 g/l einstellen (Blutentnahmen wegen zirkadianer Schwankungen immer zur gleichen Tageszeit). Die Therapie kann mehrere Wochen, auch ambulant, durchgeführt werden, bis vom Organismus Hemmkörper gegen Ancrod gebildet werden. In dieser Zeit kann es zu ausreichender Kollateralenbildung kommen, besonders wenn eine intensive Übungsbehandlung durchgeführt wird, so daß häufig bleibende Erfolge resultieren.

! **Kontraindikationen.** Sie sind unbedingt zu beachten und entsprechen vorläufig noch etwa denen einer Lyse- oder Antikoagulanzientherapie (s. oben, Abschn. „Indirekte Antikoagulation" und Tabelle 9), z. B. Gefahr von Hirnblutungen bei alten Patienten. Eine zusätzliche Kontraindikation ist die Hypofibrinolyse.

! Bei schweren Blutungskomplikationen muß *vor* Verabreichung von Humanfibrinogen unbedingt das spezifische Antidot verabfolgt werden, sonst kommt es zu massiver intravasaler Gerinnselbildung!

d) Intraarterielle Verabreichung kurzlebiger Vasodilatanzien oder vasoaktiver Substanzen
Durch die intraarterielle Verabreichung und die Wahl von Vasodilatanzien bzw. vasoaktiver Substanzen mit extrem kurzer biologischer Halbwertszeit werden systemische Auswirkungen dieser Therapie mit der Gefahr ungünstiger Umverteilungsphänomene weitgehend vermieden bei möglichst optimaler Wirkung an der betroffenen Extremität. Voraussetzung ist, daß noch erweiterungsfähige Strombahnbezirke vorhanden sind bzw., daß die applizierte Substanz hämorheologische Wirkungen zeigt.
Als Mittel der Wahl hat sich ATP (in Laevadosin enthalten) erwiesen. (ATP wirkt weiterhin hemmend auf die Thrombozytenaggregation und vermag die Erythrozytenfluidität zu verbessern.) Um einen optimalen Effekt zu erzielen, muß sich an die intraarterielle Infusion jeweils eine konsequente Trainingsbehandlung anschließen. Wenn superinfizierte periphere Läsionen vorliegen, kann bei dieser Behandlung vorteilhafterweise ein geeignetes Antibiotikum nach Antibiogramm zusätzlich intraarteriell appliziert werden;
! cave: intraarterielle Verabreichung z. B. von Dicloxacillin (Dichlor-Stapenor) ist kontraindiziert.
Nachteilig ist die Notwendigkeit wiederholter Arterienpunktionen. Für diese langsamen Überdruckinfusionen (1 Flache Laevadosin mit 30 mg ATP auf 50 ml NaCl in 30 min) bewährt sich am besten ein Perfusor.
Kritisch muß angemerkt werden, daß die Effektivität dieser intraarteriellen ATP-Infusionen nicht zuverlässig erwiesen ist. Ein entsprechender Therapieversuch ist daher auf Ausnahmefälle zu beschränken.

5.3.2.3 Wichtige klinische internistische Behandlungsverfahren bei AVK

Dabei handelt es sich um die Gefäßkontinuität wiederherstellende Verfahren. Voraussetzung ist immer die angiographische Untersuchung.

Thrombolyse mit Plasminogenaktivatoren. Am häufigsten verwendet wird vorerst noch *Streptokinase* (Streptase), die aus β-hämolysierenden Streptokokken der Gruppe C gewonnen wird. Durch Anlagerung der Streptokinase an das Proaktivator-Plasminogen-Molekül kommt es zur Aktivierung des körpereigenen fibrinolytischen Systems, wodurch Thromben und Emboli aufgelöst werden können. Der entstehende Komplex hat Aktivatoreigenschaft (Aktivierung von 8 Molekülen Proaktivator-Plasminogen pro Molekül) und katalysiert die Umwandlung des Proaktivator-Plasminogen-Moleküls in das proteolytische Enzym *Plasmin*. Bei ausreichend hoher Dosierung wird im strömenden Blut vorwiegend Aktivator und wenig Plasmin gebildet, das nicht nur Fibrin, sondern allgemein wichtige Gerinnungsfaktoren angreift. Dadurch resultiert nach der initialen Plasminämie ein anhaltender starker thrombolytischer Effekt bei geringem Blutungsrisiko. Die gleichzeitig ablaufende schwache Fibrinogenolyse wirkt antithrombotisch und schützt so vor Rethrombosierung.

Durch Streptokokkeninfekte können im Patientenblut Streptokinaseantikörper vorliegen; daher muß eine erhöhte Initialdosis (meist 250000 I.E. in 30 min) verabreicht werden. Die Behandlung wird unter Kontrolle der Plasmathrombinzeit, die ca. 3fach erhöht sein soll, so lange mit 100000 I.E./h fortgesetzt, bis ggf. Zeichen für eine Desobliteration des Gefäßes gefunden werden, meist am 2. Tag. Daran schließt sich üblicherweise mit überlappender Heparinisierung eine Langzeitantikoagulation an (evtl. auch unmittelbare Einleitung der indirekten Antikoagulation oder bei arteriellen Thrombosen Thrombozytenfunktionshemmung).

Die initiale Fibrinogensenkung bewirkt eine Verbesserung der Blutrheologie, was häufig initial zu einer Besserung der ischämiebedingten Schmerzen unter dieser Behandlung führt und sich möglicherweise günstig bei der Frühbehandlung des Myokardinfarkts auswirkt (s. 5.1.1).

Allgemein sollte eine Lysebehandlung möglichst frühzeitig einsetzen, vor allem bei peripheren Verschlüssen, z.B. auch beim *akralen Ischämiesyndrom* (s. 4.2.4.3). Thrombosen großer Gefäße können aber auch noch nach Monaten, im Beckenbereich nach etwa einem Jahr aufgelöst werden („chronische Lyse"). Die Lysierbarkeit hängt weiterhin davon ab, ob es sich um Stenosen oder Verschlüsse, isolierte, multiple oder kombinierte Prozesse handelt, und von deren Länge, Lokalisation und dem Gefäßdurchmesser vor der Läsion.

Indikationen. Tiefe Venenthrombosen im Extremitäten-, Becken- und Schultergürtelbereich; akute und rezidivierende Lungenembolien; akute periphere arterielle Thrombosen und Embolien und chronische Verschlüsse und Stenosen größerer Arterien, soweit keine chirurgische Indikation vorliegt; Verschlüsse der Zentralgefäße des Auges; Rethrombosierung nach gewissen Gefäßoperationen.

Der frische Myokardinfarkt ist eine noch umstrittene Indikation. Spezielle, noch nicht endgültig geklärte Indikationen: Thrombosierung von arteriovenö-

sen Shunts (lokale Gabe); Verbrauchskoagulopathien; Mikrozirkulationsstörungen; Priapismus bei ausgedehnter Beckenvenenthrombose.
Das Risiko einer Lysebehandlung hängt in erster Linie von der Lysedauer, nicht von der Lyseindikation ab.

! **Kontraindikationen.** Blutungen, hämorrhagische Diathesen, latente Blutungsbereitschaft; hoher Antistreptokinasetiter (Streptokinaseresistenztest) wegen der Gefahr allergisch-anaphylaktischer Reaktionen; Hypertonie; Sepsis; Endocarditis lenta; akute Pankreatitis.

Urokinase ist ein Plasminogenaktivator aus menschlichem Harn und als humanes Protein ohne antigene Eigenschaften; aus diesem Grund sind damit wesentlich längere Behandlungszeiten als mit Streptokinase möglich. Sie kann neuerdings auch aus Gewebekulturen menschlicher Nierenzellen gewonnen werden; dadurch konnten Verfügbarkeit und Preiswürdigkeit erheblich verbessert werden (z. B. Abbokinase). Urokinase kann bei erneuter Lyseindikation nach vorausgegangener Streptokinasebehandlung oder ggf. zur Fortführung einer nicht ausreichend wirksam gewordenen Streptokinasebehandlung eingesetzt werden.

Perkutane Katheterrekanalisation. Diese Methode steht zwischen konservativer und chirurgischer Behandlung der AVK (Dotter u. Judkins 1964). Mit Hilfe perkutan in der Leiste eingeführter Katheter werden Stenosen oder Verschlüsse im Bereich der unteren Extremität antegrad oder des Beckens retrograd aufgedehnt. Dabei kommt es zur Kompression – nicht Entfernung – des Thrombus bzw. nicht verkalkter Wandverdickungen. Zum Vorgehen: nach der Seldinger-Technik wird eine Führungsspirale intraarteriell durch die Stenose oder den Verschluß hindurchgeschoben. Darüber wird bougierend ein Kunststoffkatheter hindurchgezwängt. Durch Katheter zunehmender Stärke oder besser durch Ballonkatheter wird versucht, einen ausreichenden Grad an Rekanalisation zu erzielen. Neben dem Dilating set von Dotter aus 2 koaxial übereinander einzuführenden Kathetern gibt es u. a. den Kunststoffballonkatheter nach Grüntzig und den Korsettballonkatheter nach Porstmann.

Häufigste und erfolgversprechendste *Indikation* ist ein kurzstreckiger Verschluß der A. femoralis superficialis im Stadium II (Abb. 30). Strombahnhindernisse der A. poplitea sind wenig geeignet, da es häufig wieder zu Verschlüssen kommt (die A. poplitea neigt zu Spasmen).

Vielversprechend sind die Ballonkatheter; sie ermöglichen eine weitlumige Rekanalisation bei kleinem Punktionsloch, wodurch auch Beckenarterienstenosen mit gutem Langzeiterfolg angegangen werden können.

Die perkutane Katheterdilatation wird immer unter angiographischer Röntgenkontrolle durchgeführt. Die Erfolge dieser Behandlung können durch Vor- und Nachbehandlung mit Thrombozytenaggregationshemmern (ASS) verbessert werden; daran schließt sich nach 2–3 Wochen eine Langzeitantikoagulation oder weitere Thrombozytenaggregationshemmung an. Bei richtiger Indikationswahl und Zusatzbehandlung liegt die 3-Jahres-Durchgängigkeitsquote bei 50% und darüber; ein primär guter Erfolg wird in über 70% der Fälle erzielt. Eine zusätzliche Verbesserung dieser Methodik kann die bedarfsmäßige Kombination mit einer Thrombolyse mit einem Plasminogenaktivator nach 2 Wochen erbringen, wenn es zu erneuten Verschlüssen oder zu nur unzureichender Rekanalisation gekommen ist (die frischen oder angefrischten Thromben sind einer Lyse gut zugänglich).

! **Komplikationen.** Die Komplikationsrate der Katheterrekanalisation liegt bei ca. 10%; in etwa 2% bedürfen die Komplikationen einer operativen Behandlung. Wesentliche Komplikationen sind: Hämatom an der Punktionsstelle; thrombotischer Reverschluß; periphere Embolie (besonders gefährlich); Gefäßwandperforation.

Ausblick. Erste Versuche einer Katheterdilatation bei proximalen Koronararterienverschlüssen und -stenosen und bei Nierenarterienstenosen mit Hochdruck (oder bei drohendem Nierenversagen) sind erfolgreich verlaufen.

Die „*lokale Lyse*" mit niedrigen Dosen eines Plasminogenaktivators, der mittels Katheter direkt an und in den verschließenden Thrombus gebracht wird, ggf. in *Kombination* mit der mit dem gleichen Katheter durchzuführenden perkutanen Ballonkatheterrekanalisation, scheint für bestimmte Indikationen eine vielversprechende Neuentwicklung ohne größeres Nebenwirkungsrisiko zu sein (Hess et al. 1980). Damit sind selbst ausgedehnte, nicht zu alte, d.h. noch lysierbare Verschlüsse im Bereich der A. femoralis superficialis, A. poplitea und der Trifurkation in kritischen klinischen Stadien auch bei gefährdeten Patienten mit einer Erfolgsrate von rund 50% noch behandelbar.

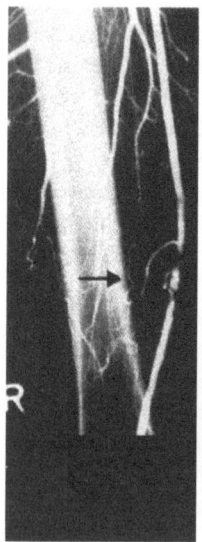
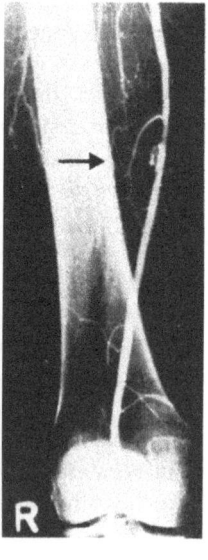

Abb. 30. Femoralisangiographie vor und nach perkutaner Katheterrekanalisation einer hochgradigen Stenose der A. femoralis superficialis im Bereich des Adduktorenschlitzes

Venen

Vorbemerkung. Bei den Venenerkrankungen interessieren in diesem Rahmen besonders die **peripheren Venenerkrankungen** (**PVD**; „peripheral venous diseases"). Erkrankungen wie Hämorrhoiden, Ösophagusvarizen (Pfortaderhochdruck) oder Ursachen und Folgen eines erhöhten zentralen Venendrucks oder Lungenvenendrucks müssen hier unberücksichtigt bleiben. Bei den PVD stehen wiederum die degenerativen Gefäßwandveränderungen in Form der *Varikose* quantitativ ganz im Vordergrund.

6 Epidemiologie und Risikofaktoren

Die Erkrankungen des venösen Systems haben zahlenmäßig eine erhebliche Bedeutung. Sie gehören nach den Statistiken der Weltgesundheitsorganisation zu den häufigsten Krankheiten. Unter anderem haben zivilisatorische Einflüsse zu einer deutlichen Zunahme geführt.
Die Angaben über das Vorkommen von peripheren Venenveränderungen in der Bevölkerung über 15 Jahre liegen zwischen 11 und 86%, z.T. abhängig vom ausgewählten Kollektiv und von Beurteilungskriterien; möglicherweise spielen auch rassische Faktoren eine Rolle. Im Mittel errechnet sich eine Prävalenz von 30%; nach neuesten Statistiken liegt die Prävalenz in Süddeutschland über 50%. Frauen sind etwas häufiger betroffen, zumindest bis zur Menopause; die Angaben liegen im Mittel für Frauen bei 36%, für Männer bei 29%. Weiterhin suchen Frauen etwa 4mal so häufig den Arzt zur Behandlung von Venenbeschwerden auf wie Männer. Beinulzera beruhen in 90% der Fälle auf venösen Erkrankungen. In Westdeutschland soll es rund 1 Mio. Patienten mit postthrombotischem Syndrom geben. 1972 verstarben etwa 22000 Menschen in Deutschland an Lungenembolien; inzwischen ist diese Zahl auf etwa 25000 angestiegen. In einem allgemeinmedizinisch-internistischen Sektionsgut liegt die Häufigkeit der tiefen Venenthrombosen zwischen 40 und 60%, die Prävalenz an Lungenembolien zwischen 15 und 20%. Die außerordentliche *sozialmedizinische* Bedeutung dieser Erkrankungen geht aus diesen Zahlen deutlich hervor.
Risikofaktoren für PVD, außer dem Alter, scheinen zu sein: erbliche Disposition, Übergewicht, Schwangerschaften, wobei Schwangerschaften und teilweise auch das Übergewicht in erster Linie verschlimmernd („aggravating factor")

wirken (die Prävalenz an Varikose unabhängig vom Schweregrad hängt bei altersstandardisierten Gruppen nicht von der Geburtenzahl ab). Auch stehende Berufsausübung scheint das Risiko, eine Varikose zu bekommen, zu erhöhen. Das Auftreten einer Stammvarikose nimmt mit zunehmender Zahl an Risikofaktoren zu.
Zur Bedeutung der Venenerkrankungen in der Arbeitsmedizin folgende Zahlen: Nach einer ersten Auswertung unserer Unterlagen kamen 7% der berufstätigen Männer und 18% der Frauen, die in die arbeitsmedizinische Poliklinik zu einer Untersuchung überwiesen wurden, die nicht nach den vorgeschriebenen berufsgenossenschaftlichen Grundsätzen erfolgte, mit der Fragestellung nach berufsrelevanten Venenschäden. Überwiegend handelte es sich dabei um Personen in Stehberufen, speziell bei Frauen. Weiterhin handelt es sich bei den Gefäßerkrankungen, die bei Berufstätigen auftreten, zu etwa 25% um Venenerkrankungen.

7 Diagnostik der Venenerkrankungen

7.1 Anamnese

In der *Familienanamnese* ist nach Varikose, Thrombosen und Lungenembolien zu fahnden, da dafür erbliche Dispositionen bestehen können (Antithrombin-III-Mangel). Auch die Thrombangiitis obliterans, die mit Phlebitiden einhergehen kann, scheint familiär gehäuft aufzutreten.
In der *Eigenanamnese* ist speziell zu achten auf: Frühere Thrombosen oder Embolien; Stehberuf; Einnahme von Östrogenen (sowohl synthetische als auch konjugierte Östrogene führen zu einer gesteigerten Gerinnbarkeit des Blutes und damit zu einem erhöhten Thromboembolierisiko), Diuretika und Medikamenten, die zu immunologischen Vaskulitiden mit Beteiligung der Venen führen können (s. 4.8); Zigarettenrauchen in Hinblick auf die Thrombangiitis obliterans. Eine Thrombosegefährdung besteht besonders postoperativ (Thrombosehäufigkeit bis 45%), bei Schwangerschaften (Thromboseinzidenz gegen Schwangerschaftsende ca. 0,5%) und vor allem im Wochenbett, bei Polytraumen und Verbrennungen; ferner auch bei Herzinsuffizienz, Myokardinfarkten, Apoplexie, arterieller Verschlußkrankheit, bei Niereninsuffizienz bzw. nephrotischem Syndrom, bei Malignomen, Polyglobulien, Thrombozytosen und Hyperviskositätssyndromen und allgemein bei Bettlägerigkeit und Exsikkose; dabei meist mehr schleichender Thrombosebeginn, oft ohne typische Symptomatik.
Wiederholt haben wir in den letzten Jahren Bein-Beckenvenenthrombosen nach Interkontinentalflügen gesehen (wahrscheinlich ausgehend von einer langanhaltenden Knickung der V. poplitea). Auch durch starke, ungewohnte

körperliche Belastungen (z. B. Bergtouren) können offenbar akut Thrombosen ausgelöst werden („thrombose par effort"), dies auch im Bereich des Schultergürtels z. b. durch Tennisspielen, Schaufeln oder Gewichtheben – auch bei der Berufsarbeit (wahrscheinlich Schädigung der Venen zwischen Klavikula und erster Rippe).

7.2 Subjektive Symptome

Außer der kosmetischen Beeinträchtigung bestehen bei der unkomplizierten Varikose keine oder nur diskrete Beschwerden, die dann im Liegen oder bei Bewegung verschwinden.
Bei starker Varikose, vor allem in Kombination mit insuffizienten Perforansvenen, stehen Schwere- und Spannungsgefühl, Juckreiz und ein lästiger Druck über insuffizienten Perforansvenen meist in der Knöchelgegend im Vordergrund; auch nächtliche Wadenkrämpfe können auftreten, doch ist dabei eine sorgfältige differentialdiagnostische Abklärung vorzunehmen (s. auch 4.3). Diese Beschwerden können sich bei Wärme und besonders während der Menstruation und der Schwangerschaft verschlimmern. Heftige Berstungsschmerzen in den Unterschenkeln können bei tiefen Varizen auftreten (Soleusvarizen). Die entzündlichen Venenerkrankungen weisen sich vor allem durch Spontan- und Druckschmerz im befallenen Bereich aus. Dagegen können die Beschwerden bei einer beginnenden tiefen Venenthrombose sehr gering und uncharakteristisch sein und so zu Fehldeutungen Anlaß geben. Bei entsprechend gefährdeten Patienten, besonders postoperativ und im Wochenbett, ist auf unklare rheumaartige Kreuzschmerzen, Fieber, Beschwerden in den Beinen evtl. mit Schwellung, mitunter Kopfschmerzen, Thoraxschmerzen, Hustenreiz und Bluthusten zu achten. Aber etwa 50% aller tiefen Venenthrombosen verlaufen zunächst symptomlos (asymptomatische Verlaufsform); und bei einem Großteil der tödlichen Lungenembolien werden keine klinischen Prodromi beobachtet, da das „Stadium der größten Emboliegefährdung" etwa mit dem Auftreten der ersten klinischen Symptome endet (s. auch Abb. 37).
Plötzlich einsetzende Phlebalgien können bei arteriovenösen Fisteln, z. B. auch bei Kindern, auftreten.

7.3 Untersuchungsmethoden, die für die Praxis geeignet sind

▶ 7.3.1 Körperliche Untersuchung

Außer bei der akuten tiefen Venenthrombose muß die körperliche Untersuchung immer im Stehen und im Liegen durchgeführt werden.
Die oberflächliche Varikose ist der direkten Inspektion zugänglich. Insuffiziente Perforansvenen lassen sich oft aufgrund tastbarer Faszienlücken, wei-

cher, halbkugeliger Vorwölbungen („Blow-out-Phänomen") bis hin zu den venösen Beingeschwüren an den typischen Prädilektionsstellen vermuten. Auch die seltenen venösen Aneurysmen sind bei oberflächlicher Lokalisation durch die Inspektion zu erfassen.

Besonders zu achten ist auf die *Komplikationen der PVD:* Entzündliche Venenerkrankungen (Thrombo-, Varikophlebitis) zeichnen sich durch Schmerz, umschriebene Schwellung, Rötung und Erwärmung in dem betroffenen Bereich aus. Im weiteren Verlauf kann es zu Verhärtung durch Thrombosierung und zur Ausbildung eines Narbenstrangs kommen. Plötzliches Auftreten und sprunghaftes Übergreifen auf andere Körperpartien ist typisch für die Phlebitis migrans (saltans). Selten finden sich Phlebitiden am Stamm (Mondor-Krankheit: Phlebitis der Vv. thoracoepigastricae) oder an den Fingern.

Das venöse Ulkus ist typischerweise im Bereich des medialen Knöchels bis Unterschenkels lokalisiert. Doch können einschmelzende Phlebitiden auch an anderen Stellen zu periphlebitischen Ulzerationen führen.

Bei Verdacht auf eine tiefe Bein- und Beckenvenenthrombose finden sich häufig typische Schmerzdruckpunkte oder ein einschießender Beinschmerz beim Husten und Pressen, worauf sorgfältig zu achten ist (s. 8.1.1.1, Abb. 36). Zur Abtastung der Wade soll das Bein in Hüfte und Knie etwas abgewinkelt entspannt auf die Liege aufgesetzt werden.

Die wichtigsten Komplikationen eines dekompensierten venösen Rückstroms sind *Ödem* und *Stauungsdermatosen*.

Üblicherweise ist das Ödem nach *Venenthrombose* einseitig; zu Beginn bestehen oft nur verstrichene Konturen im Knöchelbereich. Es fallen an der betroffenen Gliedmaße gestaute, pralle periphere Venen auf; für die Diagnose wichtig sind oberflächliche Kollateralvenen (Leistengegend, Schulterbereich). Die Haut der betroffenen Extremität ist üblicherweise überwärmt und von livider Farbe („Blaustich"). Die Ödemausbildung hängt von Ausmaß und Lokalisation der Thrombosierung ab; sie nimmt im Laufe des Tages zu und wird durch Stehen oder langes Sitzen begünstigt (geringe bis mäßige Beinödeme nach sehr langem Sitzen, z. B. bei Flugreisen, können durchaus physiologisch sein).

Im Gegensatz zu anderen internistischen Ödemformen kommt es beim Phlebödem an den Beinen nach Monaten bis Jahren zu den charakteristischen Stauungsdermatosen, wobei die Sklerosierung der Haut mit Atrophie im Vordergrund steht; dazu kommen Pigmentverschiebungen (Siderosklerose) und ekzematöse Veränderungen.

7.3.2 Einfache funktionelle Tests

Sie sollen über Störungen des venösen Rückstroms durch Klappeninsuffizienz oder Thrombosen Aufschluß geben. Durch die Ultraschall-Doppler-Untersuchung haben sie an Bedeutung eingebüßt. Es handelt sich vor allem um die *Tourniquettests:*

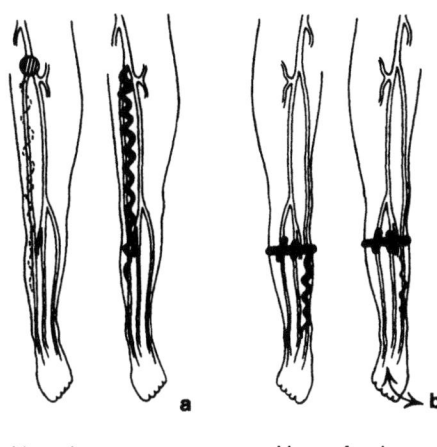

V. saphena magna   Vv. profundae

Abb. 31 a, b. Venenfunktionsprüfungen. *a* Trendelenburg-Test, *b* Perthes-Test. (Nach Kappert 1981)

▶ 7.3.2.1 Trendelenburg-Test (Abb. 31 a)

Damit lassen sich Klappeninsuffizienzen der Vv. saphena magna und saphena parva einfach nachweisen.

Durchführung. Nach Entleerung der Varizen durch Beinhochlagerung und Ausstreichen (nicht ausstreichbare Varizen sprechen für av-Fisteln) wird je ein Stauschlauch etwa in Oberschenkelmitte und unterhalb des Kniegelenks angelegt; notfalls zur schnellen Information kann der Venenstamm auch mit dem Daumen komprimiert werden. Bei Insuffizienz der V. saphena magna füllen sich die Varizen im Stehen rasch von proximal, wenn die obere Staubinde gelöst wird. Bei Insuffizienz der V. saphena parva kommt es zur retrograden Füllung bei Lösung der distalen Stauung.

Beurteilung. Rasche retrograde Füllung bedeutet also Klappeninsuffizienz im Bereich der geprüften Vene, d.h. Trendelenburg positiv; fehlende Füllung spricht für intakte Klappen, Trendelenburg negativ. Schlagartige Füllung innerhalb von 1–2 s nach Lösen der Stauung (Trendelenburg + + +) bedeutet die Notwendigkeit einer chirurgischen Behandlung dieser Varikose.
Wenn sich am stehenden Patienten bei angelegter Staubinde innerhalb von 30 s die Stammvene nicht oder nur sehr langsam füllt, sind die peripher der Kompressionsstelle liegenden Vv. communicantes intakt.

▶ 7.3.2.2 Perthes-Test (Abb. 31 b)

Der Perthes-Test dient zur Klärung, ob die tiefen Venen durchgängig und die Vv. communicantes suffizient sind.

Durchführung. Am stehenden Patienten wird unterhalb des Knies ein Stauschlauch angelegt. Damit geht der Patient rasch umher und macht evtl. noch

Kniebeugen. Bei Durchgängigkeit der tiefen Venen und intakten Vv. communicantes entleeren sich die vorher prall gestauten oberflächlichen Varizen durch die Wirkung der Muskelpumpe.

Beurteilung. Bei gestörtem Abfluß über das tiefe Venensystem (Thrombosen) und Insuffizienz der Vv. communicantes bleiben die Varizen gestaut und es kommt beim Gehen zu Schmerzen und Spannungsgefühl im Unterschenkel (Claudicatio intermittens durch eine AVK muß vorher ausgeschlossen werden).

7.3.2.3 Weitere Tourniquettests

Pratt-, Mahorner-Ochsner- und Linton-Test arbeiten mit elastischen Binden bzw. mehreren Tourniquets und sollen insuffiziente Perforansvenen lokalisieren bzw. den tiefen Abfluß prüfen. Sie sind heute weitgehend entbehrlich.

7.3.3 Apparative Diagnostik

▶ **7.3.3.1 Ultraschall-Doppler-Untersuchung**

Da die Ultraschall-Doppler-Methode nichtinvasiv und vom Aufwand her – gemessen an der diagnostischen Aussage – gut vertretbar ist, kann sie für den speziell Interessierten auch zur Venendiagnostik in der Praxis empfohlen werden. Während der Verschluß einer großen, oberflächennahen Vene (z. B. V. femoralis in der Leistenbeuge) auch mit den einfachen, nichtdirektionalen Ultraschall-Doppler-Geräten nachgewiesen werden kann und eine orientierende Diagnostik beim Hausbesuch durchaus möglich ist, sind für eine weiterreichende Venendiagnostik nur die relativ teuren Blutstromrichtung und -geschwindigkeit anzeigenden Ultraschall-Doppler-Geräte mit der Möglichkeit zur Registrierung sinnvoll. Damit kann eine Venenfunktionsdiagnostik nur im ileofemoropoplitealen und im axillären Bereich durchgeführt werden. Die tiefen Unterschenkelvenen sind üblicherweise nicht beurteilbar.

Methodisches Vorgehen (Tabelle 11, Abb. 32)
Der venöse Blutstrom ist durch die fehlende Pulsation und normalerweise auch durch die Atemabhängigkeit des Signals gut vom arteriellen abgrenzbar. Das venöse Doppler-Signal gleicht dem Heulen oder Brausen des Windes. In der unteren Körperhälfte kommt es bei Bauchatmung endinspiratorisch typischerweise zu einem Stopp der herzwärts gerichteten venösen Strömung.

Akute tiefe Venenthrombose. Endinspiratorisch und vor allem beim Valsalva-Preßversuch kommt es beim Gesunden zu einem Sistieren der Femoralvenenströmung, während bei pathologisch erhöhtem Femoralvenendruck infolge einer Beckenvenenthrombose der Blutfluß in der gestauten Femoralvene beim Valsalva-Versuch anhält (s. Abb. 32). Bei partiellen Verschlüssen wird der Fluß lediglich langsamer, bzw. es kommt zu einer Aufhebung des endinspiratori-

Tabelle 11. Typische Befunde bei der Ultraschall-Doppler-Untersuchung des Venensystems in der Leistenbeuge (entsprechende Befunde sind z. T. auch in Axilla und Kniekehle zu erheben)

Untersuchungsmethode	Normale Verhältnisse	Akute tiefe Thrombose (Beckenvenen)	Klappeninsuffizienz
Atemabhängigkeit des USD-Signals	+	Ø	(bei tiefer Insuffizienz verminderte Atemabhängigkeit, mitunter Pendelströmung)
Valsalva-Versuch	Sistieren der venösen Blutströmung	Strömung herzwärts anhaltend	Rückstrom
Valsalva-Versuch mit Stauung distal der Saphena-magna-Einmündung	Sistieren der venösen Blutströmung	Strömung herzwärts anhaltend	Rückstrom nur bei Insuffizienz der tiefen Venen
A-Geräusche bei Kompression	+	Ø	(Retrograder Fluß in insuffizienten Perforansvenen)
S-Geräusche über Kollateralvenen	Ø	+	(bei tiefem Venenschaden Fortbestehen von Kollateralvarizen mit S-Geräuschen)

schen Stopps bei stenosierenden Beckenvenenprozessen (Seitenvergleich!). Diese Befunde lassen sich mit der in der Leistenbeuge auf die medial der Arterie liegende Vene gerichteten Doppler-Sonde nachweisen.
Die diagnostische Treffsicherheit dieser Untersuchung liegt bei etwa 90%.
Entsprechende Befunde können mitunter in der Kniekehle bei Femoralvenenthrombose und in der Achselhöhle bei Thrombose der V. subclavia erhoben werden.

Zusätzliche Methoden (Tabelle 11, Abb. 33)
a) Hervorrufen einer verstärkten herzwärts gerichteten Strömung (sog. A-Geräusche, von A = angehoben, augmented) durch manuelle Kompression des Beins distal der Untersuchungsstelle. Ein zuverlässiger Hinweis auf einen akuten Venenverschluß liegt vor, wenn herzwärts keine A-Geräusche auftreten; u. U. ist dieser Effekt auch noch im Vena-cava-Bereich rechts des Nabels nachweisbar bei Untersuchung auf Beckenvenenthrombose (4-MHz-Sonde).

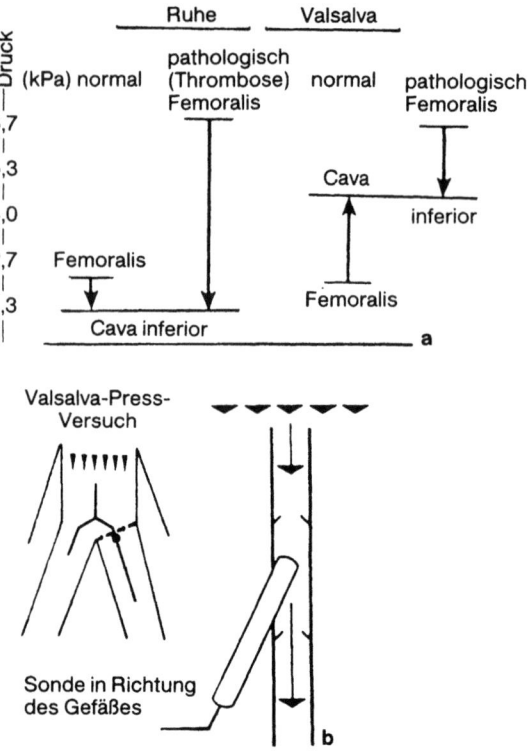

Abb. 32a, b. *a* Druckgradienten zwischen V. femoralis und V. cava inferior unter normalen Bedingungen und bei Beckenvenenthrombose in Ruhe und beim Valsalva-Preßversuch. Bei pathologisch erhöhtem Femoralvenendruck bleibt auch beim Valsalva-Versuch ein Druckgradient in Richtung V. cava und daher eine herzwärts gerichtete Blutströmung bestehen, *b* Schematische Darstellung der Untersuchung des Venensystems in der Leistenbeuge mit dem Valsalva-Preßversuch. (Nach Marshall 1981 b)

A-Geräusche können auch in der V. tibialis posterior bei Fußkompression erzeugt werden und weisen dann auf einen freien Abstrom aus dieser Vene hin, bzw. bei Fehlen der A-Geräusche auf eine Mitbeteiligung dieser Vene bei einer tiefen Unterschenkelvenenthrombose.

b) Nachweis der hochfrequenten, mit der Atmung sich etwas ändernden sog. S-Geräusche (S = *s*pontan) als Hinweis auf eine schnelle venöse Strömung in einer inguinalen Kollateralvene bei Beckenvenenthrombose; ggf. noch manuelle Kompression über Symphyse und Leistenbeuge zur weiteren Abklärung: dabei kommt es zum Sistieren des Geräuschs über der Kollateralvene. S-Geräusche können mitunter auch im Schulterbereich bei Thrombose der V. subclavia oder der V. axillaris nachgewiesen werden.

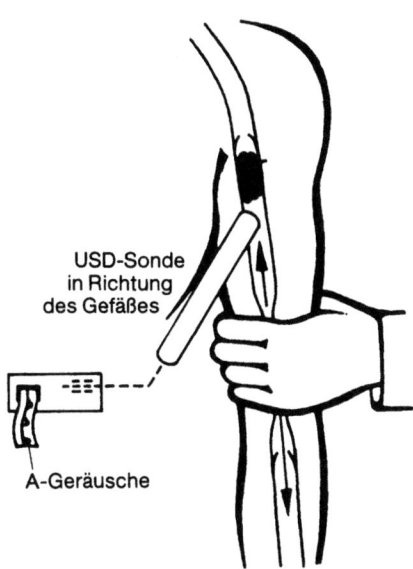

Abb. 33. Schematische Darstellung der Auslösung von A-Geräuschen bzw. ihres Fehlens bei verschließender Venenthrombose

Veneninsuffizienz. Bei Klappeninsuffizienz der Beinvenen kommt es beim Preßversuch zu einem heftigen, anhaltenden Blutrückstrom, der in seinem Ausmaß mit der Schwere der Klappeninsuffizienz korreliert und ebenfalls mit der direktionalen Doppler-Sonde zu erfassen ist. Durch Kompression der oberflächlichen Stammvenen mit einer elastischen Binde kann zusätzlich eine Differenzierung in Insuffizienz der tiefen (postthrombotisches Syndrom) und der oberflächlichen Venen durchgeführt werden. Auch *insuffiziente Vv. perforantes* lassen sich mit dieser Methode erfassen. Über einer intakten Perforansvene ist – soweit sie überhaupt auffindbar ist – kein Doppler-Signal zu hören. Es fehlt auch dann, wenn proximal die Wade manuell komprimiert wird; erst beim Loslassen der Kompression erzeugt das vermehrt in die Tiefe frei abfließende Blut ein entsprechend gerichtetes Doppler-Signal. Bei Klappeninsuffizienz kommt es auch bei der Kompression zu einem Doppler-Signal mit umgekehrter Ausschlagrichtung bei der Aufzeichnung, da das Blut retrograd an die Oberfläche gepreßt wird (vgl. Abb. 39). Neben der fehlenden Belästigung und Gefährdung des Patienten ist ein weiterer Vorteil der USD-Untersuchung, speziell der des Venensystems, daß sie bei Schwangeren beliebig oft eingesetzt werden kann (genetische Schäden bei der diagnostischen Anwendung von Ultraschall beim Menschen sind bisher nicht bekannt geworden).

7.3.3.2 Plethysmographische Venenfunktionsprüfungen

Die Venenverschlußplethysmographie (Dehnungsmeßstreifen, Impedanzplethysmographie) kann zur Abklärung von Schwellungszuständen der Beine,

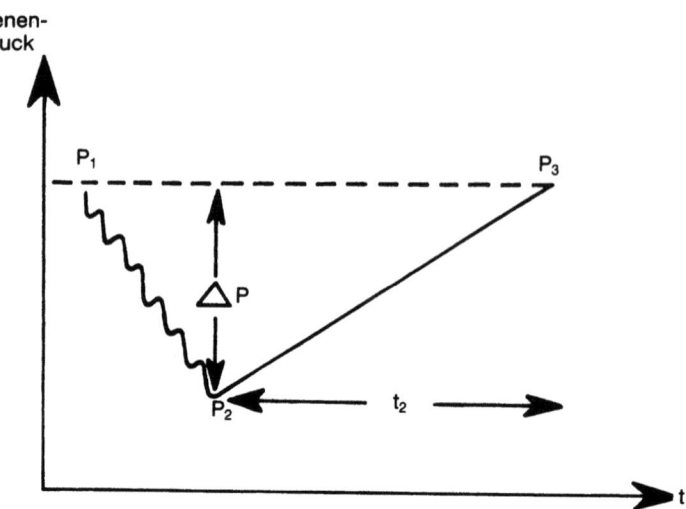

Abb. 34. Phlebodynamometrie. Verhalten des peripheren Venendrucks beim Gesunden unter Belastung (P_1 nach P_2) und nach Belastung (P_2 nach P_3). ΔP Entstauung nach Kniebeugen bzw. Zehenständen, t_2 Druckausgleichszeit

zum Nachweis insuffizienter Vv. perforantes, zur Objektivierung therapeutischer Erfolge und für wissenschaftliche Fragestellungen herangezogen werden. Diese Untersuchungen sind zwar nicht eingreifend und können ambulant durchgeführt werden, aber vom Aufwand her sind sie für die Praxis wenig empfehlenswert. Wichtig dabei ist die Bestimmung einer verminderten venösen Kapazität und vor allem eines verminderten „maximalen Abstromvolumens" (< 30 ml/100 ml·min) nach Lösen der venösen Stauung.

7.3.3.3 Periphere Venendruckmessung (Phlebodynamometrie)

Auch die periphere Venendruckmessung mit den empfindlichen Strain-gauge-Phlebomanometern bedeutet für die Praxis einen hohen Aufwand, und sie ist für die Frühdiagnostik einer tiefen Bein- bzw. Beckenvenenthrombose wenig aussagekräftig. Der Fußvenendruck beträgt im Liegen 6-10 mmHg (0,8-1,3 kPa), im Stehen 75-90 mmHg (10-12 kPa); beim Gehen bzw. nach Kniebeugen und Zehenständen kommt es zu einem Abfall um 40-60 mmHg (5,3-8 kPa), der bei Varikose und besonders beim postthrombotischen Syndrom geringer ausfällt. Die periphere Venendruckmessung in Form der *Phlebodynamometrie* nach jeweils 10 Zehenständen und 10 Kniebeugen jeweils innerhalb von 15 s ist allerdings eine wichtige Untersuchung vor invasiven Therapiemaßnahmen (Stripping, Verödung). Gegebenenfalls kann die Phlebodynamometrie mit *Pelottenkompressionstests* kombiniert werden, um die funktionelle Bedeutung insuffizienter Perforansvenen bzw. deren Unterbindung abschätzen zu können. Es wird der Druckabfall nach den Belastungen (ΔP) und die Wiederanstiegszeit bzw. deren Verhalten mit und ohne Kompression des Abgangs insuffizienter Perforansvenen bestimmt (Abb. 34).

▶ Die *Kombination aus Ultraschall-Doppler-Untersuchung und Phlebodynamometrie* erlaubt eine gute Venenfunktionsdiagnostik, auch bei gutachterlichen Fragestellungen.

7.4 Klinische Untersuchungsmethoden

7.4.1 Radiofibrinogentest

▶ Er dient dem frühen und empfindlichen Nachweis von Beinvenenthrombosen, da diese i.v. verabreichtes ^{125}J-Humanfibrinogen anreichern, dessen Radioaktivität mittels eines Detektors – in Relation zur Aktivität über dem Herzen – über 8–12 Punkten entlang den Beinen ggf. über mehrere Tage gemessen wird. Die Treffsicherheit dieses Tests, der z.B. für Untersuchungen über die Thromboseprophylaxe eingesetzt wird, wird mit etwa 90% angegeben. Überlegen ist diese Methode zum Nachweis kleiner Unterschenkelvenenthrombosen. Eine Unterscheidung in oberflächliche und tiefe Thrombosen und die Erkennung älterer Thrombosen ist nicht möglich.

7.4.2 Thermographie

Die Thermographie kann typische Muster für die verschiedenen Lokalisationen der tiefen Venenthrombosen erbringen.

7.4.3 Phlebographie

Sie ist die entscheidende klinische Methode mit der höchsten Treffsicherheit zum Nachweis tiefer Venenthrombosen und insuffizienter Perforansvenen (vgl. Abb. 38). Sie muß bei Verdacht auf eine tiefe Venenthrombose wegen der hohen Komplikationsgefahr und vor jeder eingreifenden Therapie, wie Operation oder Thrombolyse, durchgeführt werden, soweit keine Kontraindikation besteht oder die Ultraschall-Doppler-Untersuchung keinen für Therapieentscheidungen ausreichend sicheren Befund erbracht hat (Abb. 35).
Allerdings ergibt die Phlebographie bei isolierten Unterschenkelvenenthrombosen, die wahrscheinlich relativ häufig sind und durchaus auch zu embolischen und postthrombotischen Komplikationen (etwa in ⅓ der Fälle Ursache von postthrombotischen Schäden) führen können, oft keinen eindeutigen Befund.

▶ **Technik.** Meist wird die aszendierende Phlebographie bevorzugt: Injektion des Kontrastmittels in eine Fußrückenvene bei kräftiger Stauung der ober-

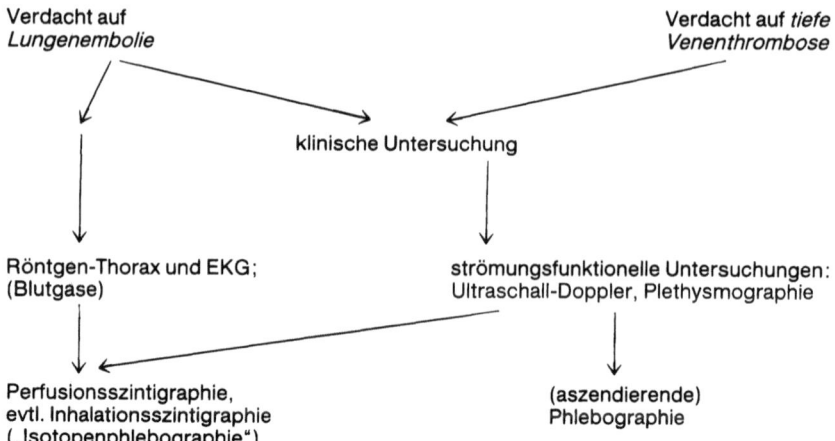

Abb. 35. Diagnoseschema bei Verdacht auf tiefe Venenthrombose oder Lungenembolie. (Nach Marshall 1981 b)

flächlichen Venen mit einem Gummischlauch möglichst weit distal am Unterschenkel; gezielte Aufnahmen unter Durchleuchtungskontrolle. Anschließend Preßversuch, um eine Insuffizienz der Stammvenen nachweisen zu können *(aszendierende Preßphlebographie)*.

Indikationen zur Phlebographie
- Jeder klinische Verdacht auf tiefe Bein-, Becken-, Arm-Schultergürtelvenenthrombose *(nach* Ultraschall-Doppler-Untersuchung);
- Lungenembolie(n) und multiple Mikroembolien mit pulmonaler Hypertonie;
- postthrombotisches Syndrom ohne oder mit Ulcera cruris vor therapeutischen Maßnahmen;
- Beinödeme unklarer Genese (nicht beim primären Lymphödem);
- vor Varizenoperation oder Sklerosierungsbehandlung, falls Anhalt für eine früher durchgemachte tiefe Thrombose besteht, oder zur Lokalisation von insuffizienten Perforansvenen oder zur Klärung von Mündungsvarianten der Beinvenen;
- Rezidivvarikose nach Operation oder Verödung;
- Ulcus cruris venosum (insuffiziente Perforansvene) und Ulcus cruris postthromboticum;
- kongenitale Angiodysplasien.

! Kontraindikationen. Absolute Kontraindikation: Kontrastmittelallergie; bedingte Kontraindikationen: schwere Herz-, Nieren- und Leberinsuffizienz. Eventuell vermag eine Phlebographie auch eine Thrombosierung auszulösen.

Bei Vorliegen von Kontraindikationen kann u.U. die Ultraschall-Doppler-Untersuchung, evtl. in Kombination mit der Phlebodynamometrie, für Therapieentscheidungen ausreichende Befunde liefern.

▶ **Die wichtigste Nachweismethode der Lungenembolie** ist die *Perfusionsszintigraphie* mit ^{99}Te-markiertem Humanalbumin, am besten in Kombination mit der Inhalationsszintigraphie mit radioaktiven Edelgasen. Keilförmige Perfusionsdefekte bei erhaltener Ventilation sprechen für eine akute Lungenembolie, die durch Verlaufskontrollen bestätigt wird. Die Perfusionsszintigraphie kann auch als „Isotopenphlebographie" durchgeführt werden.

7.5 Humorale Untersuchungen

▶ Grundsätzlich wichtig ist ein Blutbild, um Polyglobulien, Polyzythämien und Thrombozytosen erkennen zu können.

Zum Nachweis einer Hyperkoagulabilität kommen in Speziallabors folgende Methoden in Frage: Antithrombin-III-Bestimmung, Thrombinbildungstest, Äthanolgelationstest, Euglobulinlysezeit, Thrombozytenaggregation, Thrombelastographie.

▶ Davon soll besonders die *Antithrombin-III-Bestimmung* hervorgehoben werden (Antithrombin III hemmt die Gerinnungskaskade). Sie erlaubt die präoperative Identifizierung thrombosegefährdeter Patienten und die Abklärung der hereditären Thrombophilie bzw. der spontan rezidivierenden Venenthrombose. Während der Schwangerschaft und unter Östrogenmedikation kommt es zu einem Absinken des Antithrombin-III-Spiegels, ebenso bei Tumorpatienten. Die Antithrombin-III-Bestimmung scheint als Suchtest für eine Thrombosegefährdung geeignet zu sein (kritisch sind Werte unter 70% der Norm).

Thrombozytenfunktionstests sind hier weniger bedeutsam als bei arteriellen Erkrankungen, obwohl auch bei venösen Thrombosen die Plättchenadhärenz ein entscheidender Startmechanismus zu sein scheint (s. Abb. 29b).

8 Klinik der Venenerkrankungen

An die außerordentliche Bedeutung des Venensystems für die orthostatische Kreislaufregulation sei hier erinnert, ohne darauf weiter einzugehen.

8.1 Phlebologischer Notfall

8.1.1 Akute tiefe Venenthrombose

Bis zu 2% der Gesamtbevölkerung sollen einmal eine tiefe Thrombose durchgemacht haben; die Inzidenz soll im Zunehmen sein. Von Patienten mit venösen „Beinbeschwerden" haben 6,5% ein postthrombotisches Syndrom; über die Hälfte dieser Patienten wissen nichts davon. Die Bein- und Beckenvenen sind ca. 10mal häufiger betroffen als die Arm- und Schultergürtelvenen.

Zur Pathogenese. Wand-, Strömungs- und Gerinnungsfaktoren wirken zusammen (Virchow).
a) Wandfaktoren: Verletzung, Entzündung, degenerative Veränderungen, Tumor.
b) Strömungsfaktoren: Besonders wichtig ist die Strömungsverlangsamung von der Prästase bis zur Stase bei Immobilisation, Varikose, Kreislaufstörungen.
c) Gerinnungsfaktoren: In Form einer Hyperkoagulabilität durch Aktivierung des „extrinsic"-Gerinnungssystems (Gewebsthrombokinase, Faktor VII u. a.) durch Operationen, Traumen, nach Geburten; primär gesteigerte Gerinnungsneigung („intrinsic"-System) oder im Rahmen bestimmter Erkrankungen oder durch Medikamente (Östrogene).

Interessanterweise haben Frauen der Blutgruppe 0 nur ein halb so großes Thrombembolierisiko wie Frauen der übrigen Blutgruppen.
Eine reparative Fibrinolyse kommt im Falle der Thromboseentwicklung nicht mehr wirksam zum Tragen.
Eine phlebitische Wandreaktion mit typischen Schmerzsymptomen ist zumeist Folge der Thrombose, kann aber ihrerseits Anlaß zu neuerlichen Thrombosierungen geben.

Differentialdiagnose. Abzugrenzen sind vor allem die verschiedenen Ödemformen (z. B. Lymphödem), Venenkompression von außen, die oberflächliche Thrombophlebitis, der akute Arterienverschluß (Ratschow-Probe, periphere Blutdruckmessung), der Muskelriß (CPK-Erhöhung), das Erysipel (ASL-Titer) und Baker-Zysten (Sonographie). Abgrenzung gegenüber dem akuten Arterienverschluß s. 4.1, Tabelle 4.

8.1.1.1 Bein- und Beckenvenenthrombose

▶ Bei Bein- und Beckenvenenthrombosen, die bevorzugt links auftreten (Beckensporn), findet sich häufig ein Spontanschmerz in der Leistenbeuge und ein einschießender Beinschmerz beim Husten und Pressen. Daneben finden sich oft die überbewerteten schmerzhaften Druckpunkte („Thrombosefrühzeichen") von der Fußsohle (Payr) ggf. bis zur Leistenbeuge (Rielander)

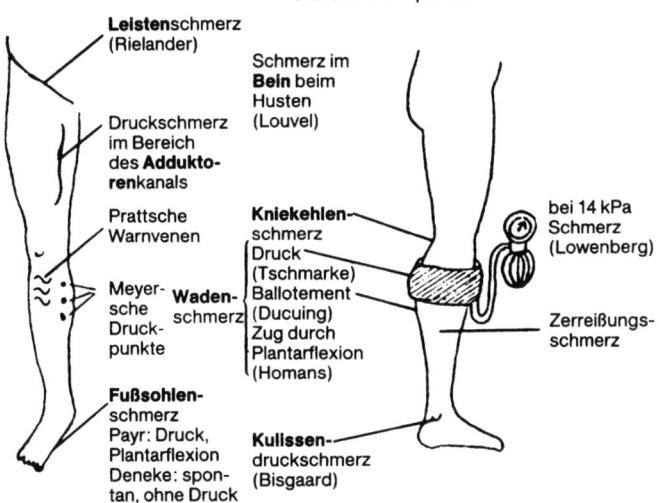

Abb. 36. Klinische Zeichen einer tiefen Beinvenenthrombose (sog. Thrombosefrühzeichen). (Nach Marshall 1981 b)

und der Wadenkompressionsschmerz, wenn z. B. eine Blutdruckmanschette auf 100 mmHg (13 kPa) aufgepumpt wird (Lowenberg) (Abb. 36). Das üblicherweise einseitige Ödem entwickelt sich erst allmählich; zu Beginn bestehen oft nur verstrichene Konturen im Knöchelbereich. An der betroffenen Extremität fallen gestaute, pralle periphere Venen auf, z. B. die Prattschen Warnvenen. Für die Diagnose wichtig ist der Nachweis oberflächlicher Kollateralvenen (Leisten-, Schamgegend – oft in der Schambehaarung versteckt –, Schulterbereich). Die Ödembildung hängt von Ausmaß und Lokalisierung der Thrombosierung ab. Die Haut ist typischerweise bläulich („Blaustich"), gespannt und glänzend und oft überwärmt. Der Gewebsturgor ist gesteigert, was in der Tiefe der Wade als schmerzhafte, prall elastische Resistenz imponiert (subfasziales Ödem).

In fortgeschritteneren Stadien der Venenthrombose kommt es zum Temperaturanstieg auf etwa 38 °C und oft zu einem überproportionalen Pulsfrequenzanstieg („Kletterpuls").

Ausgeprägtes Ödem und die charakteristischen Stauungsdermatosen sind immer eine Spätfolge der tiefen Venenthrombosen bzw. der chronisch venösen Insuffizienz.

Nichtapparative Funktionstests zur Frühdiagnose der tiefen Venenthrombose gibt es nicht (Tourniquettests, z. B. nach Perthes, sind hierfür nicht geeignet).

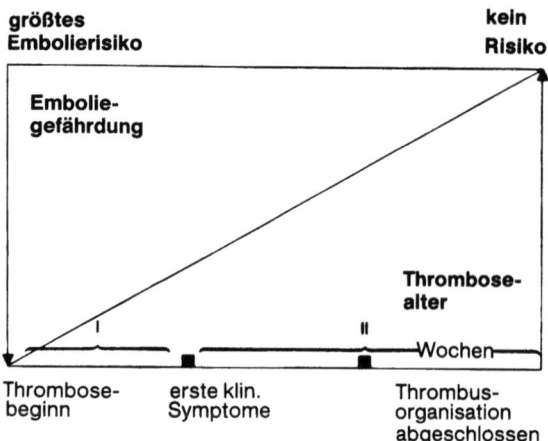

I: Stadium der größten Emboliegefährdung
II: Stadium geringerer Emboliegefährdung infolge Reaktion zw. Gefäßwand und Thrombus
Beziehung zwischen Embolierisiko und dem Alter einer tiefen Venenthrombose (Interaktion zwischen Thrombus und Venenwand):
1. bis 4. Tag: noch keine Interaktion
4. bis 8. Tag: Einwachsen von Fibroblasten in den Thrombus
8. bis 12. Tag: beginnende Kollagenbildung und Einwachsen von Kapillaren

Abb. 37. Beziehung zwischen Embolierisiko und dem Alter einer tiefen Venenthrombose

Auf die klinischen Symptome einer *Lungenembolie* (Fernsymptome) wurde bereits hingewiesen (s. auch Abb. 37). Eine sorgfältige Auskultation der Lunge ist selbstverständlich ein Teil der Untersuchung; dazu kommt die Thoraxröntgenaufnahme und die Aufzeichnung eines EKGs.

Phlebothrombose des bettlägerigen Patienten. Auftreten postoperativ, im Wochenbett, bei Herz-Kreislauf-Erkrankungen (Infarkt, Herzinsuffizienz, Apoplexie), nach Infektionskrankheiten. Beginn meist symptomarm, so daß bei etwa 14% dieser Thrombosen die tödliche Embolie das „Erstsymptom" darstellt (Abb. 37). Daher muß sorgfältig auf die „Frühzeichen" geachtet werden:

▶ Schwere in den Beinen; rheumaartige, ziehende Schmerzen ins Kreuz ausstrahlend; Frösteln im Bein, das den Rücken hinauflaufen kann; evtl. Schmerzen im Bein beim Hustenstoß.
Allgemein Unruhe, Angst, depressive Verstimmung.

▶ **Befunde.** Bei Bettruhe führt der thrombotische Verschluß nicht sofort zum Ödem. Es finden sich zunächst lediglich verschwommene Konturen im Knöchelbereich und eine diskrete prätibiale Schwellung mit glänzender Haut darüber. Der Gewebsturgor ist gesteigert, was als schmerzhafte, prallelastische Resistenz in der Tiefe der Wade imponiert; die typischen Druckpunkte (Abb. 36) sind oft stark schmerzhaft.

Phlebothrombose des ambulanten Patienten. Besonderheiten: Beginn relativ plötzlich, z. B. über Nacht. Oft nach erheblichen Anstrengungen – z. B. einer Bergtour – am Vortag („thrombose par effort") kommt es zu anhaltenden Krämpfen in der Wade oder im Oberschenkel. Das betroffene Bein erscheint schwer und fühlt sich prall an. Oder die Beschwerden beginnen als Zerreißungsschmerz in der Muskulatur.

▶ **Befunde.** Auch hier ist das Ödem zunächst noch gering. Die Haut kann leicht zyanotisch sein, später meist zusätzlich überwärmt. Typisch wiederum die prall-elastische Resistenz in der Tiefe der Muskulatur; Payr- und Homans-Zeichen meist stark positiv (Abb. 36).

8.1.1.2 Thrombose der V. axillaris und der V. subclavia

Auch die akute Thrombose der V. axillaris und/oder V. subclavia (Paget-von-Schroetter-Syndrom) tritt nicht selten nach stärkeren Belastungen des Arms auf, z. B. durch Tennisspielen, Schaufeln oder Gewichtheben – auch bei der Berufsarbeit (wahrscheinlich Schädigung der Venen zwischen Klavikula und 1. Rippe).

Paget-von-Schroetter-Syndrom: Neben den Symptomen der Axillarvenenthrombose mit Armschwellung, Schmerzen und Zyanose und Ausbildung eines Kollateralvenennetzes im Schulter-Thorax-Bereich kann es auch zu Störungen der Trophik von Haut und Muskulatur und zu Temperaturregulationsstörungen des Arms – meistens des rechten – kommen. Dabei gibt es kaum jemals Lungenembolien.

8.1.1.3 Beckenvenenthrombose

Sie tritt in weniger als 5% der Fälle isoliert auf; meist findet sich gleichzeitig eine Thrombose in den Femoralvenen und evtl. in der V. cava inferior. Meist handelt es sich um eine aufsteigende Beinvenenthrombose.

Dabei muß immer an folgende *Ursachen* gedacht werden: Tumoren im kleinen Becken, Traumen im Beckenbereich, Rechtsherzinsuffizienz, Sepsis, Zustand nach Abort oder Geburt, nach Kavakatheter und Unterbindung der bzw. Schirmeinsetzung in die V. cava inferior.

Bei isolierten Beckenvenenthrombosen kann es zu ausgeprägten Kollateralvarizen im Bereich der Leistenbeuge kommen (inguinales Caput medusae; „Spontan-Palma").

Die Emboliegefahr ist bei der Beckenvenenthrombose besonders groß (in 10–25% der Fälle, davon ⅔ tödliche Lungenembolien).

Die Diagnose muß durch die Phlebographie oder bei Kontraindikationen durch die Ultraschall-Doppler-Untersuchung gesichert werden.
Die schwer zu diagnostizierende *Thrombose der V. iliaca interna* (Preßphlebographie) kann mitunter Ursache rezidivierender Lungenembolien sein.
! Bei tiefen Venenthrombosen, auch im Verdachtsfall, immer stationäre Einweisung. In den ersten Tagen muß Bettruhe eingehalten werden, um die Gefahr der Thrombuslösung mit evtl. tödlicher Lungenembolie möglichst gering zu halten (s. auch Abb. 37).

8.1.1.4 Therapie der tiefen Venenthrombose

■ Zur Behandlung stehen im Prinzip 3 Verfahren zur Verfügung:
a) die Thrombolyse mit Plasminogenaktivatoren,
b) die Antikoagulation (direkt und indirekt),
c) die chirurgische Desobliteration.

a) Erfolgt die *Thrombolyse* mit Streptokinase oder Urokinase frühzeitig, können die Venenklappen erhalten und eine Restitutio ad integrum erreicht werden. Der günstigste Zeitraum sind die ersten 5 Tage (in der Thrombusretraktionsphase um den 8. und 9. Tag ist die Lysierbarkeit schlecht, da das endogene Plasmin ausgepreßt wird; um den 12. Tag scheint nochmals eine bessere Lysierbarkeit gegeben zu sein). Neben dem Zeitpunkt ist die Länge des thrombotischen Verschlusses und das Lumen des verschlossenen Gefäßes für den Erfolg der Lysetherapie entscheidend; Mehretagenverschlüsse sind meist nicht lysierbar. Sind die Klappen durch bindegewebige Organisation des Thrombus (Beginn nach 4–20 Tagen) bereits geschädigt, ist auch nach erfolgreicher Lyse mit der Ausbildung eines postthrombotischen Syndroms zu rechnen; auch eine spätere spontane Thrombusrekanalisation ist funktionell minderwertig. Vergleichende Studien zwischen Thrombolyse und Antikoagulation haben eine eindeutige Überlegenheit der Lysetherapie ergeben. Es konnte in 65–80% eine Lyse erreicht werden; wesentliche Erfolge mit Antikoagulanzien waren nicht zu erzielen.
Die Befürchtung, daß die Streptokinasebehandlung vermehrt zu Lungenembolien führen könnte, hat sich nicht bestätigt. Es zeigte sich eher eine Reduktion der nicht tödlichen Embolien. Außerdem ist die akute Lungenembolie selbst eine eindeutige Indikation zur Streptokinasetherapie.
Die Therapiedauer richtet sich nach dem Erfolg, im Durchschnitt 4 Tage, evtl. bis 6 Tage. Mit Urokinase, die nicht antigen wirkt, sind wesentlich längere Behandlungszeiten möglich.
Eine Lysetherapie mit Plasminogenaktivatoren ist auch während der Schwangerschaft ab der 18. Woche möglich. Im übrigen sind aber die zahlreichen Kontraindikationen immer zu beachten.
Weitere Einzelheiten zur Lysetherapie s. 5.3.2.3, „Thrombolyse mit Plasminogenaktivatoren".

Seltene Spezialindikationen einer Lysetherapie mit Plasminogenaktivatoren: Priapismus bei ausgeprägter Beckenvenenthrombose; Budd-Chiari-Syndrom.
An die thrombolytische Therapie muß sich immer unabhängig vom Erfolg 6-12 Monate lang eine Antikoagulanzienbehandlung anschließen, um Rethrombosierungen bzw. das weitere Ausbreiten der Thrombosierung zu verhüten. Außerdem frühzeitige Mobilisierung mit Kompressionsverband.

b) Die Behandlung mit direkten (Heparin oder Heparinoide) und indirekten (Cumarinderivate) *Antikoagulanzien* (s. auch 5.3.2.2, „Indirekte Antikoagulation" und „Direkte Antikoagulation mit Heparin") soll das Fortschreiten der Thrombose und neue Thrombosierungen in anderen Venen sowie das Auftreten von Lungenembolien verhindern. Eine Thrombolyse – über die körpereigene Spontanlyse hinaus – ist nicht möglich. Da das Ausmaß des entstehenden postthrombotischen Syndroms von der Ausdehnung der Venenverschlüsse abhängt, muß auch diese Behandlung ggf. möglichst früh einsetzen. Die Indikation zur direkten Antikoagulation ist immer dann gegeben, wenn Kontraindikationen gegen die anderen Behandlungsverfahren, speziell gegen die Lysetherapie, bestehen (z. B. hohes Alter).
Die Behandlung mit indirekten Antikoagulanzien soll etwa 6-12 Monate durchgeführt werden.

! Sie gilt als kontraindiziert während einer Schwangerschaft.

8.1.2 Phlegmasien

Dabei handelt es sich um Sonderformen der tiefen peripheren Phlebothrombose mit stasebedingter Ischämie im Bereich der Mikrozirkulation.

Phlegmasia alba dolens („Milchbein"). Hochgradiges, blasses, schmerzhaftes Ödem eines Beins bei Oberschenkel- und/oder Beckenvenenthrombose.

Phlegmasia rubra dolens. Plötzliche schmerzhafte Schwellung einer Extremität mit Rotfärbung der Haut bei ausgedehnten Venthrombosen und Periarteriitis; manchmal Übergang in die Phlegmasia coerulea dolens.

Phlegmasia coerulea dolens. Perakutes, dramatisches Krankheitsbild mit meist sehr schmerzhaftem (oft nur auf Morphin ansprechend), anfangs weichem, später „holzigem" Ödem mit rot-zyanotischer Verfärbung („phlébite bleue") infolge Thrombose des gesamten venösen Querschnitts einer Gliedmaße.
Rasche Ausdehnung des Ödems. Oberflächliche Venen sind gestaut oder thrombophlebitisch verändert. Überempfindlichkeit der typischen Venendruckpunkte. Die peripheren Arterienpulse sind abgeschwächt oder fehlen. Die Hauttemperatur ist leicht erniedrigt oder wegen Phlebitiden erhöht. Motorische Schwäche der Extremität, besonders der Zehen, selten völlige Paralyse.

Meist geringe Hypästhesien, zum Teil auch Parästhesien, in der Peripherie. Meist rasche Progredienz mit Entwicklung eines hypovolämischen Schocks und eines ischämischen Syndroms mit akraler Gangrän („venöse Gangrän") infolge der Störung der Mikrozirkulation.

Der Phlegmasia coerulea dolens geht eine Thrombophlebitis, evtl. eine Phlebitis migrans oder eine Phlegmasia alba dolens um einige Tage bis Monate voraus. Selten finden sich nur Kletterpuls und subfebrile Temperaturen initial, dazu entzündlich verändertes Blutbild und BSG-Beschleunigung.
Ursächlich ist immer an Malignome zu denken!

▶ Spezielle Untersuchungen sind die Ultraschall-Doppler-Untersuchung, die akrale Oszillographie und die Phlebographie.

Differentialdiagnostisch ist zu erwägen: Ausgedehnte akute tiefe Venenthrombose einer Extremität (derbes Ödem, Zyanose), sekundäre Venenthrombose bei Arterienverschluß (Ischämie führend), akuter Arterienverschluß bei bestehender Phlebothrombose oder postthrombotischem Syndrom (Ischämie führend), Purpura fulminans (bevorzugt bei Kindern; symmetrischer Befall), symmetrische Extremitätengangrän, Cumarinnekrosen.

■ Die Therapie ist chirurgisch (Desobliteration). In Sonderfällen kann der Lyse der Vorzug gegeben werden.

8.1.3 Weitere seltene venös-thrombotische Krankheitsbilder oder Verlaufsformen

Verschlußsyndrome der Hirnvenen und -sinus, der V. cava superior und inferior (ganz bevorzugt im Zusammenhang mit Malignomen wie Hypernephrom und Pankreaskarzinom, evtl. bei retroperitonealer Fibrose), die Pfortader- und Milzvenenthrombose, die Nierenvenenthrombose und das Budd-Chiari-Syndrom (Verschluß der Vv. hepaticae mit raschem Verlauf oder Teilverschluß der V. cava inferior mit chronischem Verlauf) und Venenthrombosen infolge eines Verweilkatheters oder nach Injektionen und Infusionen seien nur der Vollständigkeit halber aufgeführt.

8.1.4 Varizenruptur

Die Ruptur eines Varixknotens ist eine seltene, aber schwere Komplikation, da die Blutung spontan nicht zum Stehen kommt und daher u. U. Verblutungsgefahr besteht.

■ Die akute Behandlung besteht in Druckverband und Hochlagerung; damit ist die Blutung immer zu beherrschen. Später Verödung der Varize.

8.2 Varikose

Ursächlich kann unterteilt werden in *primäre* und *sekundäre*, grob *topographisch* in *oberflächliche* und *tiefe* Varikose (vgl. Abb. 38).
Durch die Erweiterung der Venen kommt es zur Schlußunfähigkeit der Klappen (Klappeninsuffizienz).

8.2.1 Primäre Varikose

Es handelt sich um eine degenerative Venenerkrankung. *Histologisch* findet sich eine umschriebene Atrophie der Venenwandmuskulatur mit Kollagenvermehrung, unter Einbeziehung auch der Klappen. Mit zunehmender Fibrosierung kommt es zum Verlust der elastischen Wandeigenschaften mit Dehnung in Umfang und Länge; dadurch Ausweitung und Schlängelung der Venen. Entzündliche Veränderungen gehören nicht zur unkomplizierten Varikose. Eine gleichmäßige Kalibererweiterung ohne Schlängelung wird als *Phlebektasie* bezeichnet. Im übrigen wird entsprechend dem Befall der verschiedenen venösen Abflußsysteme unterteilt (Tabelle 12).

8.2.1.1 Teleangiektasien und Pinselfiguren

Dabei handelt es sich um Erweiterungen des oberflächlichsten Hautvenenplexus. Sie sind ausstreichbar.

8.2.1.2 Besenreiservarizen

Dies sind Erweiterungen der größeren Hautsammelvenen. Sie sind typisch unregelmäßig, etwas geschlängelt und nicht ausstreichbar.

8.2.1.3 Retikuläre Varizen

Sie betreffen die netzartig angeordneten Venen an der Kutis-Subkutis-Grenze mit den kommunizierenden Zweigvenen des Saphenasystems. Häufig Beginn im Bereich der Kniekehle.

8.2.1.4 Ast- und Stammvarikose

Sie betrifft die Saphenastämme oder ihre Seitenäste [V. subcutanea femoris medialis und lateralis am Oberschenkel; Arcus anterior und posterior der V. saphena magna am Unterschenkel (Bogenvene) u.a.]. Der oft nur umschriebene Befall spricht gegen eine vorrangig orthostatische Auslösung.

Zur Schweregradbeurteilung einer primären Stammvarikose wird in letzter Zeit häufiger die Einteilung nach Hach herangezogen (diese Einteilung kann phlebographisch und Doppler-sonographisch vorgenommen werden):
Stadium I: Geringe, auf den Mündungsbereich beschränkte Klappeninsuffizienz der V. saphena magna.

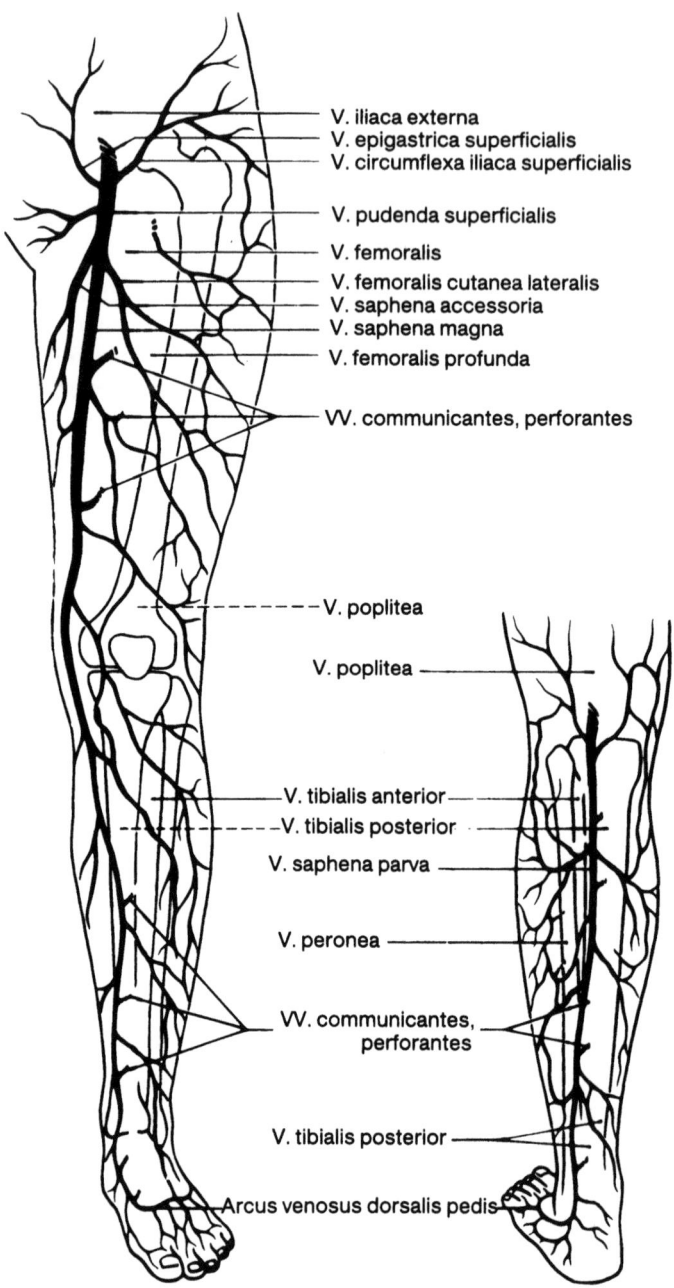

Abb. 38. Schematische Darstellung der Beinvenen

Tabelle 12. Einteilung der primären Varikose

Erscheinungsform	Betroffener Abschnitt des Venensystems
Teleangiektasien und Pinselfiguren	Oberster Hautvenenplexus
Besenreiser	Größere Hautsammelvenen
Retikuläre Varizen	Venen an der Subkutisgrenze mit Verbindungsvenen zum Saphenasystem
Ast- und Stammvarikose	Saphenastämme und ihre Seitenäste
Tiefe Varikose	Tiefe Leit- und Muskelvenen, Perforansvenen
Anlageanomalien (Klippel-Trenaunay-Syndrom, Gefäßektasien)	Extrafasziale Venen, distale Extremitätenvenen

Stadium II: Insuffizienz der V. saphena magna bis oberhalb des Kniegelenks.
Stadium III: Insuffizienz der V. saphena magna bis unterhalb des Kniegelenks.
Stadium IV: Insuffizienz der V. saphena magna bis zum Innenknöchelbereich (dabei häufig auch Dilatationen des tiefen Venensystems).

8.2.1.5 Tiefe Varikose

Diese Varikoseformen konnten erst durch die Phlebographie erfaßt werden *(Soleusvarizen)*. Die tiefen Leit- und Muskelvenen können sich zwar infolge der festen Einpackung und Verspannung in Faszien nicht schlängeln, aber erheblich erweitern. Auch die Perforansvenen können mit einbezogen sein *(primäre Perforansvarikose)* und so zur Dekompensation der Muskelpumpe infolge Klappeninsuffizienz führen. Besonders zu Beginn können sehr lästige „Berstungsschmerzen" in den Waden auftreten, die beim Gehen verschwinden. Prinzipiell werden venös bedingte Beschwerden durch Orthostase verschlimmert. Beschwerden, die im Liegen oder beim Gehen auftreten oder zunehmen, sind üblicherweise nicht venös bedingt.

8.2.1.6 Anlageanomalien

Klippel-Trenaunay-Syndrom. Naevus flammeus mit Weichteil- und Knochenhyperplasie und variköser Entartung der extrafaszialen Venen; evtl. arteriovenöse Fisteln (s. auch Abb. 23).

Phlebektasien. Beginn meist distal an den Extremitäten in Form von Phlebarteriektasien mit zentripetalem Fortschreiten, besonders bei Traumen oder dem Versuch einer operativen Korrektur (!).

8.2.1.7 Komplikationen der primären Varikose

Varikophlebitis. Eine entzündliche Reaktion der Venenwand einschließlich der Adventitia (evtl. ausgelöst durch Plättchenthromben im Bereich besonderer Strömungsbedingungen) führt zu den typischen Symptomen: Schmerz, streifenförmige Rötung und Erwärmung. Sekundär kann es zur Thrombosierung kommen.
- Die Therapie besteht in einem festen Kompressionsverband und der Gabe von Antiphlogistika (z. B. Phenylbutazon; Acetylsalicylsäure).

! *Keine* Immobilisierung oder Ruhigstellung des Beins (Kunstfehler: Gefahr des Fortschreitens zur tiefen Thrombose beispielsweise durch Aszension in einer varikösen V. saphena magna am Oberschenkel, evtl. mit Lungenembolie); keine Antikoagulation. Größere, frische Thromben können nach Stichinzision herausgepreßt werden (vorsichtshalber proximale und distale Staubinde).

Periphlebitische Ulzera. Oberflächliche Phlebitiden können entzündlich einschmelzen und so zu periphlebitischen Ulzerationen führen; meist multipel entsprechend dem Verlauf der erkrankten Vene. Die Einschmelzung der häufigen perimalleolären Varizenkonvolute führt zu Geschwüren mit schlaffen Rändern und schmierigem Grund im Knöchelbereich über sog. Ulkuskissen oder -polstern.
- Therapie: Kompression und Verödung aller Konvolutvarizen.

Atrophie blanche. Vaskulitische Veränderungen im venösen Schenkel der Papillargefäße können in der Knöchelgegend zu weißlichen, eingesenkten, straffen, atrophischen Närbchen führen, die oft netzartig angeordnet sind und Bezirke normaler Haut umschließen. Ausgesparte Papillen hypertrophieren in Form rötlicher Papeln. Die Veränderungen sind schmerzhaft, besonders wenn sie ulzerieren. Sie können Komplikation einer Varizenverödung sein.
- Therapie: Kompressionsverband.

Gamaschenulzera. Störungen des kutanen Abflusses (retikuläre Varikose?) führen zu Mikrothromben in den Hautplexusgefäßen und so zu Mikrozirkulationsstörungen. Dadurch entwickelt sich in der Fesselgegend eine sich horizontal ausbreitende Ulzeration, die fortschreitet, bis ein benachbartes intaktes Abflußgebiet erreicht wird. Diese Gamaschenulzera bestehen ohne adäquate Therapie oft jahrelang.
- Therapie: Verödung der Netzvarizen; straffe Kompressionsverbände.

Varizenruptur: s. 8.1.4.

8.2.2 Sekundäre Varikose

Dabei ist zwischen Stauungs- und Umgehungs- bzw. Kollateralvarizen zu unterscheiden; allerdings sind beide Arten häufig kombiniert. Die wichtigste Ursache der sekundären Varikose ist die *Thrombose der tiefen Bein- und Beckenvenen.*

8.2.2.1 Stauungsvarizen

Bei gestörtem venösem Abstrom kommt es distal davon zu einer Blutaufstauung mit Druckanstieg in den Venen, besonders bei intakter Muskelpumpe. Wird das Fassungsvermögen der Venen überschritten, kann sich dieser Druckanstieg u. U. bis in die Hautvenenplexus fortpflanzen. Dies kann zu Punktblutungen besonders in der Knöchelgegend führen mit sekundärer hämosiderotischer Umwandlung.
Stauungsvarizen betreffen meist das gesamte vor dem Abflußhindernis gelegene Venensystem. Beim Stehen kann es zu unangenehmen „Berstungsschmerzen" in der Wade kommen.
■ Therapie: Kompressionsstrümpfe.

8.2.2.2 Kollateralvarizen

Kollateralvarizen bei arteriovenösen Fisteln. Sie finden sich bei arteriovenösen Fisteln regelmäßig.

▶ Dabei: erhöhte Hauttemperatur; erhöhter venöser Druck und erhöhter pO_2; erhöhte Ruhedurchblutung; venöse Kongestion bis zum „hot ulcer"; pulsierendes Fistelgeräusch mit „Auslöschphänomen". Ca. 15% aller arteriovenösen Fisteln sind angeboren, Typ „indirekte, multiple Querachsenkurzschlüsse". Typisches Symptom: Plötzliche, schmerzhafte Phlebalgien, auch bei Kindern. S. auch 4.5.
■ Therapie: Soweit möglich chirurgisch.

Kollateralvarizen als venöse Umgehungskreisläufe. Soweit es sich dabei um venöse Umgehungskreisläufe handelt, halten sie sich weitgehend an die vorgebildeten Verbindungen: „potentielle Kollateralvenen" (z. B. Caput medusae). Bei Beckenvenensperre („Venensporn", postthrombotische Lumeneinengung, Kompression von außen) sind z. B. die V. epigastrica, Vv. pudendae externae und V. circumflexa ilium superficialis bzw. Vv. circumflexae femoris mediales, die zur kontralateralen Seite („Spontan-Palma") oder zur V. cava superior führen, betroffen. Es können sich auch paravertebrale Kollateralen ausbilden.

a) Pelvines Stenosesyndrom

▶ Caput medusae in der Leiste, Beinödem, Hämosiderose und Dermatosklerose (sog. *Siderosklerose)* in der Fesselgegend als Kennzeichen für ein pelvines Abflußhindernis.
■ Therapie: Kompressionsstrumpfhose (chirurgisch evtl. Palma-Operation).

b) Kollateralkreislauf über Perforansvenen

An Ober- und Unterschenkel kommen die verschiedenen *Perforansvenen* in Frage:
Die Hunter- und die Dodd-Venen proximal und distal an der Oberschenkelinnenseite und die Boyd-Venen (medial unterhalb des Knies) und Cockett-Venen (medial oberhalb des Knöchels).

Voraussetzung für die Ausbildung eines derartigen venösen Kollateralkreislaufs ist eine Klappeninsuffizienz mit Stromumkehr: „paradoxer Kreislauf II. und III. Grades"; I. Grades bedeutet, daß nur das oberflächliche System (Saphenastamm) betroffen ist. Die Ausbildung erfordert eine gewisse Zeit, weshalb zwischen der akuten Thrombose und dem Auftreten der entsprechenden Komplikationen (postthrombotisches Syndrom) oft Jahre liegen können. Dieses symptomarme Intervall ist um so länger, je peripherer die Thrombose liegt; dies ist bei Begutachtungen zu beachten.

Die Durchtrittsstelle der insuffizienten Perforansvene durch die Faszie ist oft ampullenartig erweitert (s. auch Abb. 39) und halbkugelig vorgewölbt („Blowout-Phänomen"). Die Cockett-Veneninsuffizienz führt zur Varikose der hinteren Bogenvene, nicht des Saphenastamms; dies ist oft eher als eine Rille im umgebenden Indurationsbezirk zu tasten: „Cañonvarize".

Unter *Cañonvenen oder -varizen* versteht man dünnwandige Venen, die etwa im Hautniveau liegen und sich in die umgebende, stark sklerosierte Unterhaut wie ein Cañon eingemeißelt haben. Operativ sind sie praktisch nicht zu entfernen. Bei fortgeschrittener chronisch-venöser Insuffizienz werden sie nahezu obligat angetroffen. Daneben sind sie häufig bei der *Phlebosklerose* (degenerative Verhärtung der Venenwände durch Vermehrung des kollagenen Bindegewebes bis hin zur Hyalinisierung und Verkalkung) anzutreffen.

▶ Bei Verschluß der V. femoralis kann die V. saphena magna als wichtiges Kollateralgefäß wirken (May-Kollaterale), was anhand der Strömungsbeschleunigung mit der Ultraschall-Doppler-Untersuchung im Seitenvergleich nachgewiesen werden kann.

c) Insuffizienz der Muskelveneneinflußschleifen

Die Muskelveneneinflußschleife liegt proximal an der Beugeseite der Wade. Bei Insuffizienz wird das Blut aus der Tiefe retrograd zur Oberfläche gepreßt; es kommt zur ampullenartigen Erweiterung des Schleifenscheitels mit Ausbildung mehrerer sternförmig ausstrahlender Varizen; dies gibt es auch als primäre Varikose.

■ Therapie: Gezielte Unterbindung mit Verschluß der Faszienlücke.

d) Tiefe Kollateralvarizen

Die tiefen Verbindungen zwischen der Arterienbegleitvenen (Leitvenen) können sich zu Überbrückungskollateralen ausbilden; entsprechend kann ein Varizenkissen in der Knöchelgegend im Bereich einer Kommunikation zwischen V. tibialis posterior und V. fibularis entstehen. Ein charakteristisches Zeichen einer tiefen Abflußstörung ist die *Corona phlebectatica* der kleinen Verbindungsvenen an den seitlichen Fußrändern. Wegen der besonders reichlichen Kollateralbahnen bei Verschluß von Muskelvenen findet sich im Phlebogramm das Bild der „wirren Rekanalisation".

■ Therapie: Komprimierende Maßnahmen.

8.2.2.3 Komplikationen der sekundären Varikose

Blow-out-Ulkus. Blut wird bei Schädigung der V. tibialis posterior mit den Perforansvenen retrograd rammstoßartig unter hohem Druck bei Muskelkontraktionen in die hintere Bogenvene gepreßt. Die dadurch bedingte Abflußbehinderung der kutanen Quellgebiete in der Bisgaard-Kulisse dorsal des Innenknöchels führt über Stauungsödem und Induration zu einem schmalen, länglichen Ulkus (Abb. 39).

■ Therapie: Entscheidend ist der dauerhafte Verschluß der insuffizienten Cockett-Vene durch subfasziale Unterbindung.

Chronische venöse Insuffizienz (CVI). Der dekompensierte venöse Rückstrom infolge eines Druckanstiegs in den Beinvenen, meist nach einer Bein- und Beckenvenenthrombose (postthrombotisches Syndrom), führt zu den Symptomen der chronischen venösen Insuffizienz:

Ödem und Stauungsdermatosen. Die schwerwiegendste Folge einer CVI ist das Stauungsödem. Ursächlich reicht schon die mangelnde venöse Abschöpfung (Drainagestörung) – oft ohne gravierende Druckerhöhung. Für die Ausbildung des Ödems ist daher Dauer und Ausmaß der Belastung und Dauer der zwischengeschalteten Erholungsphasen wesentlich. Das Lymphsystem spielt bei der Kompensation eine wichtige Rolle; wahrscheinlich geht auf sein Kon-

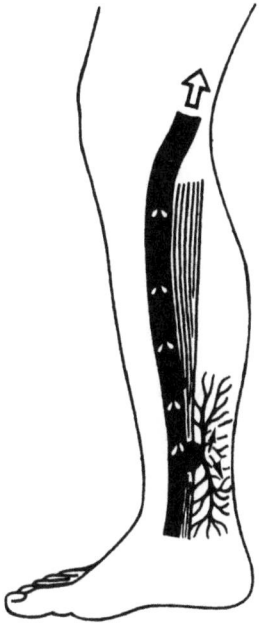

Abb. 39. Entstehung des Ulcus cruris durch Rammstöße bei insuffizienten Vv. perforantes. (Nach Cockett u. Dodd 1956)

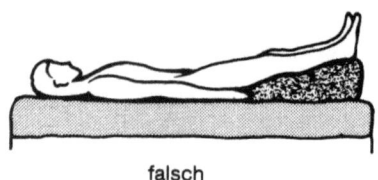
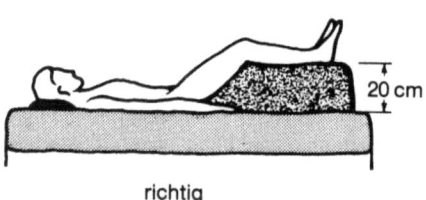

Abb. 40. Hochlagerung der Beine bei venösen Ödemen

to die nachfolgende Sklerosierung der Haut (Sklerödem, Siderosklerose), die ja bei anderen internen Ödemformen nicht auftritt.

- Therapie:
a) Statisch: Ruhepausen, möglichst mit hochgelagerten Beinen (Abb. 40).
b) mechanisch: Über die *Muskelvenenpumpe:* Gehen, Schwimmen, Entstauungsgymnastik bei hochgelagerten Beinen; Aktivierung der funktionell äußerst wichtigen Sprunggelenkvenenpumpe. *Kompression:* Widerlager für die Muskelpumpe, Wiederherstellung einer normalen Faszienspannung und der Schlußfähigkeit der Klappen in den varikös erweiterten Venen; erhöhter Gewebedruck mit Förderung der Rückresorption.

Die Kompression muß straff sitzen – besonders distal – und darf nicht zu elastisch sein, sonst Dauerkompression der Hautgefäße statt Widerlager für die insuffizienten Varizen bei Einsatz der Muskelpumpe. Eventuell zunächst straffer Zinkleimverband; später angepaßte Doppelzuggummistrumpfhose.

8.3 Entzündliche Venenerkrankungen

8.3.1 Oberflächliche Thrombophlebitis (vgl. 8.2.1.7, „Varikophlebitis")

Es handelt sich um eine Entzündung der oberflächlichen Venen nach Wandschädigung, z. B. durch intravenöse Injektionen (Armvenen; gewollt bei der Varizenverödung), durch mechanischen Reiz (z. B. durch einen Venenkatheter), toxisch (nach Insektenstichen; im Abflußgebiet von Infektionen), möglicherweise auch immunologisch-allergisch (Phlebitiden bei immunologischen Erkrankungen, Malignomen, chronischen Pankreasaffektionen), selten eitrig durch übergreifende bakterielle Infektionen oder septisch. Beginn meist peripher mit Ausbreitung nach zentral.

Da die Thromben fest an der Wand haften, kommt es praktisch nie zur Lungenembolie.
▶ Die Diagnose ergibt sich aus den Entzündungszeichen im Bereich der betroffenen Vene. Fieber und Schmerzen können das Allgemeinbefinden stärker beeinträchtigen.
Abheilung innerhalb von Tagen bis Wochen unter Hinterlassung strangartig obliterierter Venen und häufig bräunlicher Pigmentierungen (entsprechend wie nach einer Verödungsbehandlung).
■ Therapie entsprechend 8.2.1.7, „Varikophlebitis".

8.3.2 Sonderformen der oberflächlichen Thrombophlebitis

8.3.2.1 Phlebitis migrans (saltans)
Dabei entstehen in unterschiedlichen Zeitabständen Entzündungen an vorher reizlosen Venen mit wechselnder Lokalisation; meist sind kurze Segmente kleinerer, oberflächlicher Venen betroffen. Ursächlich werden allergisch-hyperergische Faktoren bei Infektionskrankheiten (z.B. auch Tuberkulose) und Malignomen (Abdominal-, Bronchialmalignome) angenommen; weiterhin ist die Phlebitis migrans häufig Frühsymptom bei der Endangiitis obliterans (s. 4.8.1). Lokalisation bevorzugt am Fußrücken und Unterschenkel, aber auch am Oberschenkel, Arm und Rumpf möglich; möglicherweise können auch die tiefen und inneren Organvenen befallen werden.
■ Therapie: Antiphlogistika (Acetylsalicylsäure) und, soweit möglich, den auslösenden Faktor ausschalten.

8.3.2.2 Mondor-Krankheit
Seltene Thrombophlebitis mit ausgeprägter Periphlebitis im Bereich der Vv. thoracoepigastricae, bevorzugt an der seitlichen Thoraxwand, aber auch an der Bauchwand. Frauen sind häufiger betroffen (evtl. differentialdiagnostische Abklärung gegen Mamma-Ca. erforderlich). Ausheilung unter Hinterlassung eines stricknadelartigen Strangs.

8.3.2.3 Phlebitiden bei wahrscheinlich immunologisch bedingten Angiopathien
Diese wurden bei den entsprechenden Arteriopathien abgehandelt; s. 4.8.

9 Prophylaxe von Venenerkrankungen

9.1 Allgemeine Maßnahmen zur Prophylaxe der peripheren Venenerkrankungen

Dabei gilt es, soweit möglich die Risikofaktoren zu vermeiden oder ggf. entsprechende Vorkehrungen zu treffen. Dazu gehört vor allem die Vermeidung von Übergewicht, das zusätzlich ein verschlimmernder Faktor ist; gefährdet scheinen besonders Frauen zu sein. Diese Prophylaxe sollte selbstverständlich bereits im Kindesalter einsetzen.
Gefährdeten Personen, wiederum wahrscheinlich vor allem Frauen, sollte von Stehberufen abgeraten werden. Oder es sollten auf alle Fälle Stütz- oder Kompressionsstrumpfhosen getragen und Pausen mit Spaziergängen und Hochlagerung der Beine, möglichst mit Entstauungsübungen (Abb. 41), eingelegt werden. Letztere Maßnahmen sollten auch von Schwangeren mit entsprechender Disposition beachtet werden.

9.2 Thromboseprophylaxe

9.2.1 Allgemeine Maßnahmen

Gefährdende Momente, die ggf. zu vermeiden sind: Immobilisation bzw. Bettruhe; auch langes, ruhiges Sitzen, z. B. bei Flugreisen mit stark abgewinkelten Knien; Dehydrierung (durch Fieber, Saluretika); Hyperkoagulabilität z. B. durch Einnahme von Östrogenen.
Besonders gefährdet sind Varizenträger, bei denen daher besonders auf die Prophylaxe zu achten ist: Bewegungsübungen mit den Beinen, sorgfältige Wickelung der Beine bzw. spezielle Stützstrümpfe bei Bettlägerigkeit bzw. Operationen.
Auch kaltes Wasser hat einen venenwandtonisierenden Effekt. Dagegen kann Überwärmung (sehr warmes Bad, Sonnenbad) über eine Erhöhung des Gerinnungspotentials zu erhöhter Thromboseneigung führen.

9.2.2 Medikamentöse Thromboseprophylaxe

9.2.2.1 Indirekte Antikoagulation

Indiziert nach Thrombosen für etwa 6–12 Monate; bei rezidivierenden Lungenembolien als Langzeitbehandlung. Kontraindikationen beachten. Einzelheiten s. 8.1.1.4 und 5.3.2.2, „Indirekte Antikoagulation".

9.2.2.2 Prophylaxe mit niedrigen Heparindosen („Low-dose"-Heparinprophylaxe)

Prinzip. Für die Aktivierung von Antithrombin III durch Heparin zur Hemmung des Gerinnungsfaktors Xa sind niedrigere Dosen erforderlich als für die Hemmung von Thrombin.

■ **Durchführung.** Folgende Dosierung wird heute meist bevorzugt: 5000 I.E. (pro 70 kg) 8stündlich subkutan (oder 500 I.E./h als Infusion). Diese Prophylaxe sollte möglichst frühzeitig eingeleitet werden, bei geplanten Eingriffen präoperativ (5000 I.E. Heparin 2–5 h vor der Operation), da Thrombosen bereits während der Operation entstehen können. Sie soll mindestens 1 Woche durchgeführt werden, bis der Patient voll mobilisiert ist, da etwa bis zum 8. postoperativen Tag eine Hyperkoagulabilität besteht mit Aktivitätszunahme von Faktor VIII und I, Verminderung von Antithrombin III, Hypofibrinolyse, Hyperaggregation der Thrombozyten und vermehrter Freisetzung von Plättchenfaktor 3 und 4. Die Prophylaxe soll mit den üblichen physikalischen Maßnahmen (Bewegungsübungen, Stützstrümpfe, Frühmobilisierung) kombiniert werden. Sie hat sich allen übrigen Methoden als überlegen erwiesen: Verminderung der tödlichen Lungenembolien auf ⅛ und der tiefen Venenthrombosen auf ¼.

Es besteht unter dieser Maßnahme kein erhöhtes Blutungsrisiko, daher sind Laborkontrollen üblicherweise nicht erforderlich (ggf. Plasmathrombinzeit und korrigierte Protaminsulfatzeit).

■ Weitere Verbesserungsmöglichkeiten der Thromboseprophylaxe durch Kombination mit Acetylsalicylsäure oder Dextran werden klinisch erprobt. Nach neuen Untersuchungen soll die *Kombination von Heparin mit dem venentonisierenden Dihydroergotamin* (Heparin-Dihydergot) eine 2- bis 3fach bessere Schutzwirkung als „Low-dose"-Heparin erbringen.

Bei der „Low-dose"-Heparingabe handelt es sich um eine rein *prophylaktische*, nicht um eine therapeutische Maßnahme!

Nebenwirkungen der Heparinprophylaxe: Hämatome um Stichkanäle; selten kann es zu anaphylaktischen Erscheinungen kommen (Thrombozytensturz); wie nach Cumarinderivaten kann es zu vorübergehendem Haarausfall kommen.

Heparin kann auch in der Schwangerschaft angewandt werden.

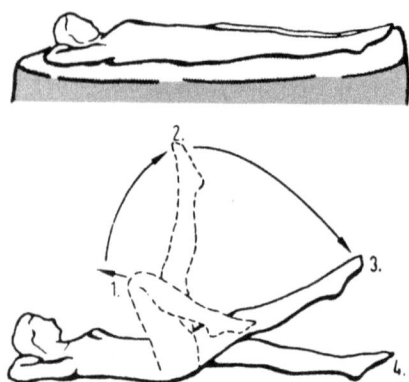

Übung 1. *Ausgangsstellung:* Rückenlage, Beine gestreckt, Hände hinter dem Kopf. *Ausführung:* 1. Knie und Hüfte maximal anbeugen. 2. Beim hochstrecken. 3./4. Bein gestreckt ablegen. *Dauer:* Die Übung wird wechselseitig in mäßig langsamem Tempo je 15- bis 20mal ausgeführt

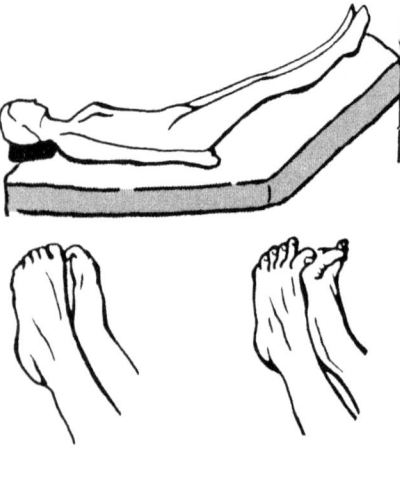

Übung 2. *Ausgangsstellung:* Rückenlage, Beine hochgelagert. *Ausführung:* Zehen möglichst rasch und kräftig durchbewegen: Einkrallen und wieder strecken. *Dauer:* 30 s

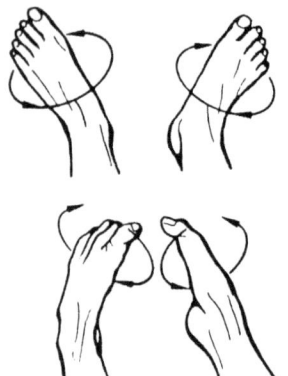

Übung 3. *Ausgangsstellung:* Rückenlage, Beine hochgelagert. *Ausführung:* Füße abwechselnd 8mal hintereinander einwärtsrollen und achtmal hintereinander auswärtsrollen. *Dauer:* 30 s in raschem Tempo

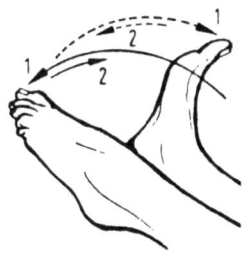

Übung 4. *Ausgangsstellung:* Rückenlage, Beine hochgelagert. *Ausführung:* Wechselseitig Fußspitzen hochziehen und wieder ausstrecken. *Dauer:* 30 s in raschem Tempo

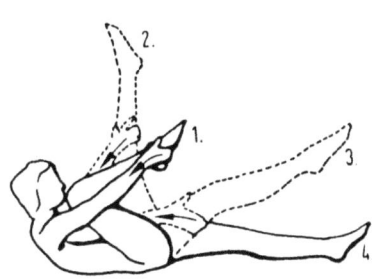

Übung 5. *Ausgangsstellung:* Rückenlage, Beine gestreckt. *Ausführung: 1.* Bein anbeugen – der Fuß wird mit der Hohlhand breit umfaßt. *2.* Während das Knie langsam gestreckt wird, streichen die Handflächen mit leichtem Druck über den Unterschenkel. Die Hände umfassen das ganze Bein, wobei sich die Fingerspitzen auf der Rückseite berühren. *3.* Ausstreichen des Oberschenkels, wie für Unterschenkel angegeben. *Dauer:* Pro Bein 8–10 Bewegungsabläufe in langsamem Tempo. *4.* Wieder Ausgangsstellung

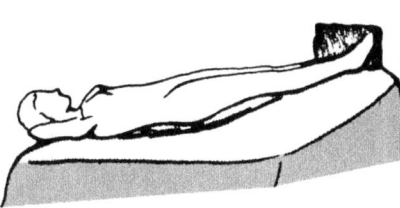

Übung 6. *Ausgangsstellung:* Rückenlage, Beine hochgelagert. *Ausführung:* Zwischen den Fußsohlen wird mit langsam steigendem Druck ein Kissen zusammengepreßt. Gleichzeitig werden die Zehen eingekrallt und das Gesäß von der Unterlage abgehoben. *Dauer:* 4- bis 6mal während 30 s. Langsame Spannung (4 s) und Entspannung (4 s)

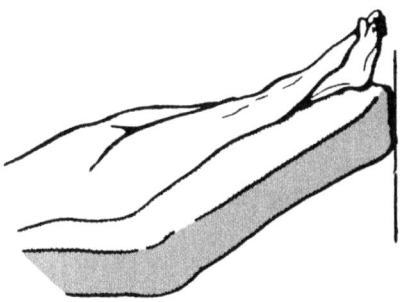

Übung 7. *Ausgangsstellung:* Rückenlage, Beine hochgelagert. *Ausführung:* Die gekreuzten Beine und die Fußrücken werden mit steigendem Druck gegeneinandergestemmt. *Dauer:* 4- bis 6mal während 30 s. Langsames Anstemmen (4 s) und langsames Entspannen (4 s)

Abb. 41. Entstauungsgymnastik nach Brunner. (Geändert nach Kappert 1981)

10 Konservative Therapie peripherer Venenerkrankungen

10.1 Allgemeine physikalische Maßnahmen

Bewegungstherapie (intensives Gehen, Schwimmen), Lagerung, Entstauungsgymnastik (nach Brunner) (Abb. 41), lokale manuelle Massage und kalte Wassergüsse sind selbstverständlich auch Teil der Therapie bei venösen Erkrankungen, vor allem bei gestörtem venösem Abstrom. Sie wirken über Beschleunigung des venösen Rückstroms, Senkung des Venendrucks, Tonisierung der Venen und Besserung des Stoffaustauschs im Gewebe.

An diesen Parametern müssen auch *Medikamente* angreifen, die zu einer erfolgreichen Therapie der Venenerkrankungen eingesetzt werden sollen. Hier werden u. a. neben venentonisierenden Medikamenten Diuretika, ödemprotektive Pharmaka wie z. B. Aescin, Flavonoide, z. T. auch kombiniert z. B. Ruscogenin mit Trimethylhesperidinchalkon, sowie spezifische Substanzen wie Benzaron verordnet. Zum Teil haben sich diese Medikamente im Doppelblindversuch als wirksam erwiesen.

10.2 Verödungsbehandlung

Vom Prinzip her handelt es sich um die Erzeugung einer künstlichen Thrombose zum Verschluß varikös erweiterter Venen bei primärer und sekundärer Varikose – vorausgesetzt, daß die tiefen Venen durchgängig sind. Diese Behandlung sollte nur von speziell Erfahrenen durchgeführt werden, besonders bei Verödung in trophisch gestörten Gebieten. Das kosmetische Resultat ist meist gut. Bei ausgeprägter Stammvarikose wird üblicherweise die operative Therapie vorzuziehen sein, bzw. eine Kombination aus operativer und Verödungsbehandlung durchgeführt werden müssen (Rezidivquote bei gut operativ behandelter Varikose 6–8%). Bei bestehendem Ödem keine Verödungsbehandlung durchführen.

Die Verödungsmittel sollten keine Allgemeintoxizität zeigen, möglichst keine Allergien auslösen und bei gutem Verödungseffekt keine Neigung zu heftigen phlebitischen bzw. periphlebitischen Reaktionen und zur Ausbildung von Nekrosen bei paravenöser Injektion zeigen. Bewährt hat sich Varigloban (in Benzylalkohol stabilisiertes Polyjodidionengemisch) und Aethoxysklerol (Wirkstoff ist Polidocanol). Bei Verdacht auf Überempfindlichkeit (z. B. Jodid, Benzylalkohol) evtl. Kombination aus Linserscher Lösung mit Scandicain. Zur Sklerosierung von Besenreiservarizen hat sich Glycerinchromatlösung bewährt.

■ **Technik.** Injiziert wird am *horizontal gelagerten* Bein mit leicht laufenden Injektionsspritzen und kurz- und hohlgeschliffenen Nadeln (für Besenreiser 18er oder 20er Nadeln).

! **Stauschläuche sind streng verboten,** sonst Abfluß des Verödungsmittels über die Perforansvenen in die Tiefe! Pro Einzelinjektion nur bis etwa 1 ml einspritzen, dadurch keine Schädigungsgefahr für die tiefen Venen. Pro Sitzung sind mehrere Injektionen an einem Bein möglich [4%iges Varigloban für größere Varizen; 2%iges für kleinere; evtl. 8- bis 12%iges für große Varizenstränge; bzw. Aethoxysklerol von 0,5%-4% (4% = forte)]. Wiederholungssitzungen nach 3-8 Tagen. Nach der Injektion Punktionsstelle mit Tupfer komprimieren und sofort straffen *Kompressionsverband* anlegen; dieser kann nachts evtl. abgenommen werden. Mit dem Verband soll der Patient gehen; bei Bettlägerigkeit keine Verödungsbehandlung, auch nicht unmittelbar nach der Behandlung hinlegen (Gefahr der tiefen Thrombose)! Nach der letzten Behandlungssitzung muß für mindestens 8 Tage noch der Kompressionsverband getragen werden.

Kommt es nach einer Verödung zu einem großen, schmerzenden Koagulum in einer Varize, sollte dieses durch eine Stichinzision entfernt werden.

Die Reihenfolge der Verödung der Varizen scheint nicht wichtig zu sein. Die Hauptstämme und großen Varizen sollten zuerst verödet werden. Wichtig bei Befall der Saphenahauptstämme ist die sorgfältige Verödung und anschließende Kompression (am besten mit einem Klebeverband) des Bereichs kurz vor der Venenmündung („Crosse"), sonst sind Rezidive zwangsläufig. Besser ist immer die operative Ausschaltung der Crosse!

Eine Verödungsbehandlung ist prinzipiell auch in der Schwangerschaft (etwa im 7.-8. Schwangerschaftsmonat) möglich. Dabei ist dann eine konsequente Kompressionsbehandlung über das Wochenbett hinaus erforderlich.

Indikationen zur Verödungsbehandlung
- Besenreiser und retikuläre Varizen (0,5% Aethoxysklerol).
- Seitenastvarizen, soweit weniger als bleistiftdick und keine Hyperpigmentierung (1-3% Aethoxysklerol).
- Stammvarizen bei älteren Patienten nach vorheriger Crossektomie in Lokalanästhesie.
- Cañonvarizen.
- Perforansvarizen, wenn die Hautumgebung stark induriert ist (Aethoxysklerol forte).
- *Verödung von Stamm- und Perforansvarizen beim postthrombotischen Syndrom nur* nach Venendruckmessung mit Pelottenkompressionstests (s. 7.3.3.3).

Im Insuffizienzstadium IV (nach Hach, s. 8.2.1.4) der V. saphena magna wird grundsätzlich eine Strippingoperation durchgeführt. Weitere Einzelheiten,

z. B. dem Varizentypus besonders angepaßte Sklerosierungsmethoden, Air-Block-Technik sind der Spezialliteratur zu entnehmen und sollten in praxi erlernt werden.

! **Komplikationen der Verödungsbehandlung.** Anaphylaktischer Schock (Vorsorgemaßnahmen müssen ergriffen worden sein); orthostatischer Kollaps; Migräneanfälle bei disponierten Patienten; starke periphlebitische Lokalreaktionen (Kompressionsverband entsprechend länger tragen; notfalls Antiphlogistika); schmerzhaftes Koagulum in Varize (s. oben); Nekrosen nach paravenöser Injektion (Ulkus mit schlechter Heilungstendenz).

! Nach Verödung von Besenreiservarizen kommt es meist zu bleibenden bräunlichen Pigmentierungen in diesem Bereich. Darauf müssen die – üblicherweise weiblichen – Patienten vorher hingewiesen werden.

10.3 Kompressionsbehandlung

10.3.1 Kompressionsverband

Wichtig ist kräftiges, nicht zu elastisches oder zu weiches Verbandsmaterial; richtiges Anlegen unter ausreichendem, von distal nach proximal abfallendem Druck (Abb. 42; s. auch Abb. 43 b).

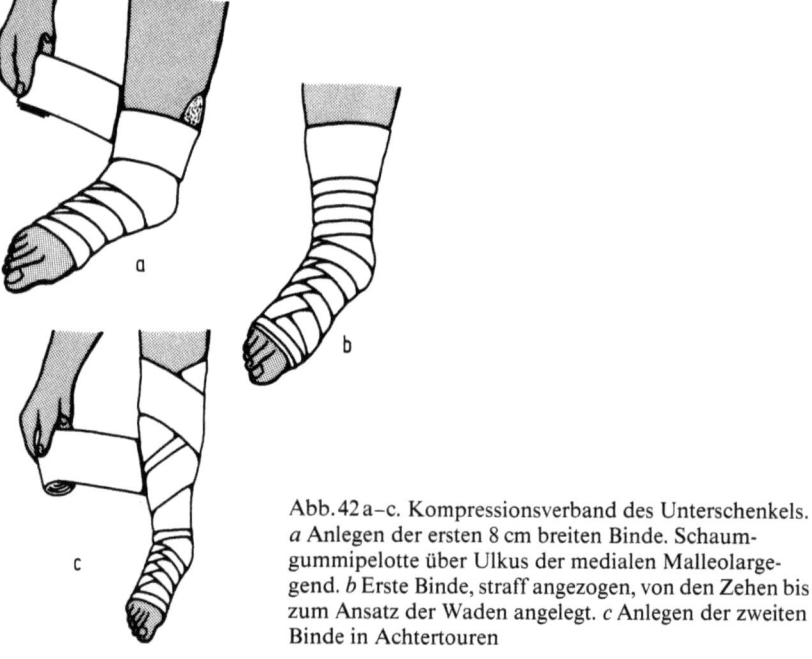

Abb. 42 a–c. Kompressionsverband des Unterschenkels. *a* Anlegen der ersten 8 cm breiten Binde. Schaumgummipelotte über Ulkus der medialen Malleolargegend. *b* Erste Binde, straff angezogen, von den Zehen bis zum Ansatz der Waden angelegt. *c* Anlegen der zweiten Binde in Achtertouren

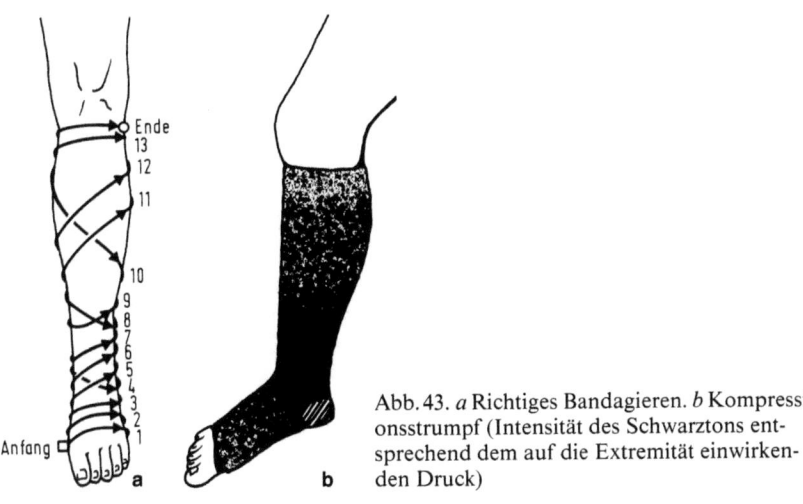

Abb. 43. *a* Richtiges Bandagieren. *b* Kompressionsstrumpf (Intensität des Schwarztons entsprechend dem auf die Extremität einwirkenden Druck)

Indikation. Primäre und sekundäre Varikose bei Beschwerden; besondere Thrombosegefährdung und Komplikationen wie Ulzera, postthrombotisches Syndrom. Diese Indikationen sind bei den einzelnen Krankheitsbildern jeweils angegeben.

Kurzfristig, insbesondere bei unzuverlässigen Patienten, können ein Zinkleimverband oder Klebeverbände von Vorteil sein; allerdings kommt es häufig zu Hautreizungen, und die Druckwirkung läßt rasch nach.

Verbandtechnik (Fischer-Verband, Abb. 42 und 43 a)

■ Beginn an den Zehengrundgelenken, Miteinwickeln der Ferse mit gekreuzten Achtertouren, enge Horizontaltouren zwischen Knöchel und Wade, leicht schräge Aufwärtstouren über die Wade bis unterhalb des Knies, 1-2 Horizontaltouren unterhalb des Knies und leicht schräg abwärts rückläufige Touren über die Wade hinunter.

Entscheidend: Druck in der Malleolengegend am stärksten; oberhalb der Malleolen jedes starke Einschnüren vermeiden; Kompression zum Knie allmählich abnehmend (vergl. auch Abb. 43 b).

Bei Varikose des gesamten Beins zusätzlich Oberschenkel entsprechend wikkeln. Am Knie ggf. Schildkrötenverband; am Oberschenkel Beginn mit Rundtouren, dann Achtertouren. Da diese Verbände schlecht halten, sind Klebeverbände am Oberschenkel vorzuziehen.

Ein Kompressionsverband ist ungenügend, wenn abends Ödeme nachweisbar sind. Sorgfältiges und geduldiges Anlernen des Patienten ist erforderlich.

Beinulzera werden üblicherweise über dem sterilen Wundverband noch mit einer Schaumgummipelotte abgedeckt (zusätzlicher Druck).

10.3.2 Gummistrümpfe

Sie eignen sich nicht zur Initialbehandlung, sondern sollen ein Behandlungsresultat (länger abgeheiltes Ulkus, erfolgreiche Varizensklerosierung, Zustand nach Thrombose) erhalten und Rezidive oder neuerliche Komplikationen verhüten.

Wichtig: Genaue Anmessung und entsprechend der Indikation geeignetes, hochwertiges Material und entsprechende Kompressionsstufe (Abb. 44) *Stützstrümpfe* nur bei einfachen Varikosefällen ohne Ödem und prophylaktisch bei Schwangeren. Sonst *medizinische Kompressionsstrümpfe* mit ausreichend hohen Druckwerten (auch beim Lymphödem).
Kompressionsstrumpfmaße (vergl. auch Abb.43 b): Zehenbasis, maximaler Ristumfang, engste Stelle oberhalb der Malleolen, Wadenansatz, maximaler

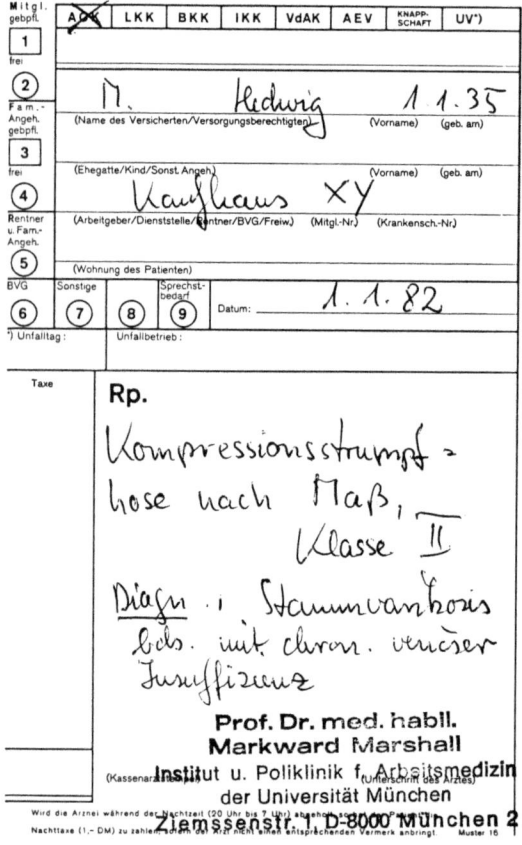

Abb. 44. Verordnung einer Kompressionsstrumpfhose bei höhergradiger Stammvarikose mit chronischer venöser Insuffizienz

Wadenumfang und unterhalb des Knies (dort locker messen, um Einschnürungen zu vermeiden). Die Ferse muß geschlossen sein, sonst Gefahr des Fersenödems (Abb. 43 b). Bei schwerem postthrombotischem Syndrom oder Lymphödem sind Strümpfe bis zum Oberschenkel (Strumpfhose) erforderlich. Vor dem Anpassen muß das Bein ödemfrei sein (Anlegen eines fachgerechten Kompressionsverbandes nach dem morgendlichen Aufstehen). Die Strümpfe müssen spätestens nach 1, besser nach ½ Jahr ersetzt, d.h. neu angemessen werden. Gummistrümpfe gibt es in vielfältigen Ausführungen (z. B. Einbeingummistrumpfhose).

10.3.3 Entstauung durch Wechseldruckmassage

Mit dem Jobst-Dekompressor bzw. dem Flowtron- oder Lymphapressgerät ist eine Entstauung weicher und derber Ödeme bei chronischen Phlebödemen, Lipödemen und vor allem Lymphödemen möglich.

Diese Geräte erzeugen einen regelbaren, intermittierenden Druck bis zu 300 mmHg (40 kPa) durch Manschetten um die betroffene Extremität (auch Arm). Für die Dauerbehandlung gibt es handliche Heimgeräte; es kann damit eine tägliche Behandlung auf Dauer durchgeführt werden (30 min bis zu maximal 1-2 h/Tag).

(Stattdessen können die Ödeme auch durch festes Anlegen eines Gummischlauchs von distal nach proximal „ausgewickelt" werden; dieses Verfahren muß aber heute als überholt angesehen werden, bei Lymphödemen ist es kontraindiziert.)

10.4 Thrombolyse mit Plasminogenaktivatoren

S. 5.3.2.3, „Thrombolyse mit Plasminogenaktivatoren", und 8.1.1.4.

Lymphgefäße

Vorbemerkung. Das Lymphödem gehört keineswegs zu den Raritäten in der Allgemeinpraxis. Es macht etwa 3% der Gefäßerkrankungen vor dem Rentenalter aus. Für die Betroffenen – vorwiegend Frauen – bedeutet diese Erkrankung immer ein schweres Schicksal, auch mit Auswirkungen auf die Berufstätigkeit. Für den betreuenden Arzt bereitet sie in ihren Initialstadien erfahrungsgemäß erhebliche differentialdiagnostische und später therapeutische Schwierigkeiten.
Die Erkrankungen des Lymphgefäßsystems führen zu obstruktiven oder funktionellen Störungen des Lymphtransports. Das **Lymphödem (LÖ)** ist ein einheitliches Krankheitsbild, in seiner äußeren Form unabhängig von der Ätiologie. Das pathogenetische Grundprinzip ist die Verminderung der Transportkapazität des Lymphgefäßsystems, was über eine gestörte „extravaskuläre Zirkulation der Plasmaproteine" zu einer interstitiellen Deposition von Eiweiß und dadurch zu einer kolloidosmotischen Wasseransammlung im Gewebe führt.

11 Diagnostik der Lymphgefäßerkrankungen

11.1 Anamnese

Da es familiäre Lymphödeme gibt, ist nach familiärem Auftreten und nach dem Manifestationsalter (familiär-kongenital und nicht kongenital) zu fragen.
In der Eigenanamnese ist ebenfalls das Manifestationsalter (in 85% der Fälle vor dem 35. Lebensjahr beim primären Lymphödem), eine Seitenbevorzugung (die primären Lymphödeme beginnen häufig einseitig, in etwa 50% der Fälle ist später aber auch das zweite Bein befallen), die Frage nach entzündlichen Dermatosen (Erysipel), vorausgegangenen Operationen, Bestrahlungen, Traumen und Symptomen von Tumorerkrankungen für die Abgrenzung des primären vom sekundären Lymphödem wegweisend.
Das Lymphödem nimmt meist bei langem Stehen, während der Menstruation und in Wärmeperioden zu.
Während bei der arteriellen Verschlußkrankheit die exogenen Risikofaktoren von ganz vordergründiger Bedeutung sind, stehen bei den primären Lymphan-

giopathien endogene, besonders genetische Faktoren im Vordergrund. Exogene Faktoren haben höchstens noch Zeitgeberfunktion oder wirken verschlimmernd („aggravating factor").

11.2 Subjektive Symptome

Bei ausgeprägtem Lymphödem leidet der Patient unter der bleischweren Last der Gliedmaße. Im übrigen sind diese Ödeme schmerzlos. In erster Linie führt die kosmetische Beeinträchtigung den Patienten zunächst zum Arzt.

11.3 Untersuchungsmethoden, die für die Praxis geeignet sind

11.3.1 Körperliche Untersuchung

▶ Die Schwellung tritt beim primären LÖ des Beins zuerst in der Knöchelgegend und am Fußrücken (Bombierung) auf. Im weiteren Verlauf können sich sehr unterschiedliche Schweregrade ausbilden, von der leichten Knöchelschwellung über die charakteristische säulenartige Auftreibung des Beins bis zu schweren hypertrophischen, gelegentlich elefantiastischen Formen (Abb. 45).

Gerade auf die initialen geringen Schwellungszeichen *(latentes Lymphödem)* ist zu achten, da bereits hierbei intensiv therapeutisch eingegriffen werden sollte, um die Ausbildung der schweren Formen und deren Komplikationen zu verhüten.

Besteht eine weiche Schwellung, die im Laufe des Tages auftritt und über Nacht abklingt und die auf Fingerdruck kurzfristig eine Delle hinterläßt, spricht man vom *reversiblen Lymphödem* (Abb. 46). Einseitige abendliche Vorfuß- und Knöchelschwellungen junger Mädchen sind für Lymphödem pathognomonisch.

Ein hartes, solides Ödem, das über Nacht kaum mehr zurückgeht und auf Fingerdruck keine oder eine lange bestehende Delle zeigt, wird als *irreversibles Lymphödem* bezeichnet (Abb. 46). Die Haut ist dabei porzellanfarben, straff und nicht faltbar. Schmerzen bestehen nicht.

Bei der Elefantiasis bestehen groteske, überhängende Wülste und Falten und eine brüchige Haut (s. auch Abb. 45).

Selbstverständlich ist bei der körperlichen Untersuchung immer auf Zeichen für ein sekundäres Lymphödem zu achten (Tumoren im Becken, maligne Lymphome, rezidivierendes Erysipel u. a.).

! **Invasive Untersuchungen** bedürfen beim Lymphödem einer besonders strengen Indikation!

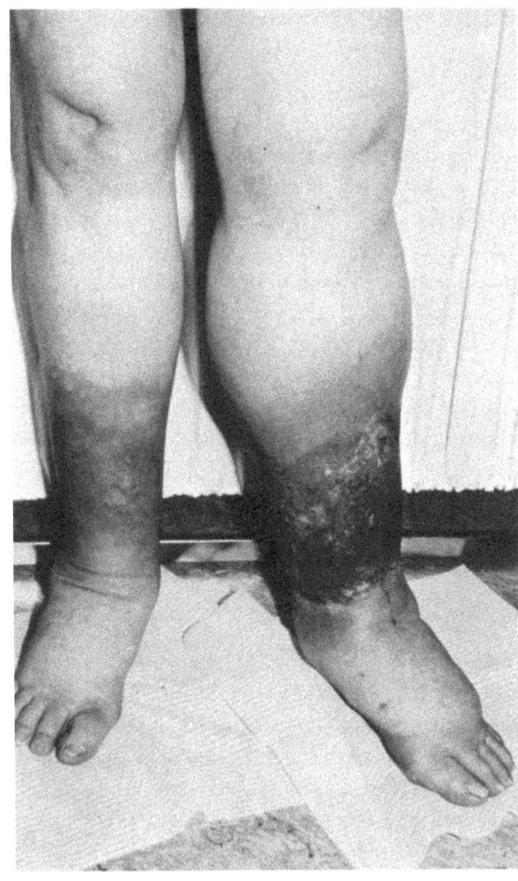

Abb. 45. Lymphödem mit iatrogen bedingter dermatitischer Komplikation

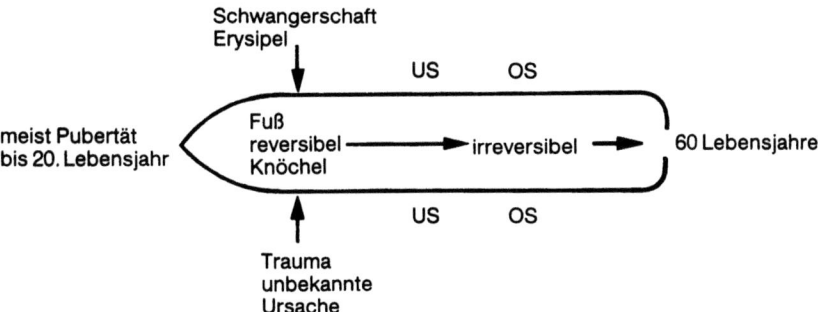

Abb. 46. Natürlicher Verlauf des primären Lymphödems der Beine. Übergang vom reversiblen zum irreversiblen Lymphödem. US Unterschenkel, OS Oberschenkel

11.3.2 Funktionsprüfung der Lymphgefäße durch Vitalfärbung mit Patentblau

▶ Diese Methode dient eigentlich zur Vorbereitung der Lymphangiographie, erlaubt aber bereits für sich allein gewisse Rückschlüsse auf Störungen des Lymphsystems („visuelle Lymphangiographie"). Hierzu wird 0,5–1 ml 1%iges Patentblauviolett (Triphenylmethan) unter Lokalanästhesie interdigital intrakutan in den Fuß injiziert *(cave Allergie)*. Es kommt zu einer diffusen Blaufärbung der umgebenden Haut und normalerweise zu einem Abfließen des Farbstoffs über die subkutanen Lymphgefäße, die dann bläulich durchschimmern. Fehlender Abfluß und fehlende Darstellung weisen auf eine Aplasie des Lymphsystems. Auch sekundäre Lymphgefäßveränderungen führen zu einer gestörten Farbstoffverteilung.
Beim primären LÖ ist aber auch von dieser Maßnahme Abstand zu nehmen, da sie u. U. zu einer Verschlimmerung der Symptomatik führen kann.

11.4 Klinische Untersuchungsmethoden

▶ **11.4.1 Lymphangiographie**

Sie ist die entscheidende klinische Methode, die aber nur bei differentialdiagnostischen Problemen eingesetzt werden darf (Verdacht auf sekundäres Lymphödem). Sie bringt üblicherweise allerdings nur die epifaszialen Lymphgefäße zur Darstellung. Beim primären Lymphödem findet man meist eine verminderte Zahl subkutaner Lymphgefäße (s. auch u. und Abb. 48), beim sekundären oft eine Dilatation der Lymphgefäße und ein Kollateralnetz.

▶ **11.4.2 Weitere Methoden**

a) Die *histologische Untersuchung* eines zur Lymphographie freigelegten Gefäßes kann eine proliferative Endolymphangiitis, eine fibröse Lymphangiopathie, Lymphangiektasien u. a. erbringen.
b) Histologische Untersuchung exzidierter Lymphknoten.
c) *Isotopenmethoden*. [198] Au wird nur durch die Lymphbahnen abtransportiert, so daß bei Transportstörungen die jeweiligen Lymphknotenstationen nicht dargestellt werden.
d) Zur differentialdiagnostischen Abklärung gegenüber Phlebödem bzw. postthrombotischem Syndrom ist die USD-Untersuchung hervorragend geeignet (s. 7.3.3.1).

12 Klinik der Lymphgefäßerkrankungen

Es wird ein *primäres* und ein *sekundäres Lymphödem* unterschieden. Durch lymphatikovenöse Anastomosen besonders im Beckenbereich können die Auswirkungen einer Lymphabflußstörung lange gemildert werden (Lymphoedema tardum). Beim Lymphödem findet sich der höchste Eiweißgehalt der interstitiellen Gewebsflüssigkeit.
Dies führt zu Proteinablagerung und Fibroblastenproliferation (Fibromatose).

12.1 Primäres Lymphödem

12.1.1 Familiäres kongenitales Lymphödem (Nonne-Milroy)

Diese Form ist sehr selten; weiches, ein- oder beidseitiges Beinödem von Geburt an. Um die Pubertät nochmals starke Zunahme (Abb. 47).

12.1.2 Familiäres nicht kongenitales Lymphödem (Meige)

Bevorzugt ist das weibliche Geschlecht betroffen; Beginn um oder nach der Pubertät. Zu Beginn fast immer einseitig, später in 50% der Fälle beidseitig.

12.1.3 Sporadisches primäres Lymphödem (idiopathisches Lymphödem)

a) Mit **obliterierender Lymphangiopathie**:
lymphangiographisch am häufigsten *Hypoplasie* (zahlenmäßige Verminderung der Lymphsammelrohre am Unterschenkel auf 1–2 statt 4–5 pro Bündel; Abb. 48), seltener *Aplasie* (Fehlen der Lymphgefäße).

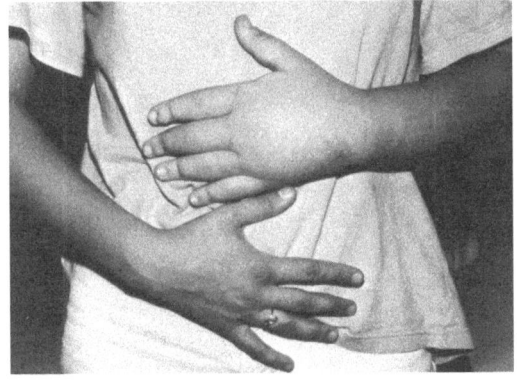

Abb. 47. Halbseitiges primäres (kongenitales) Lymphödem links bei einer 17jährigen Angestellten: ausgeprägte Bombierung des linken Handrückens

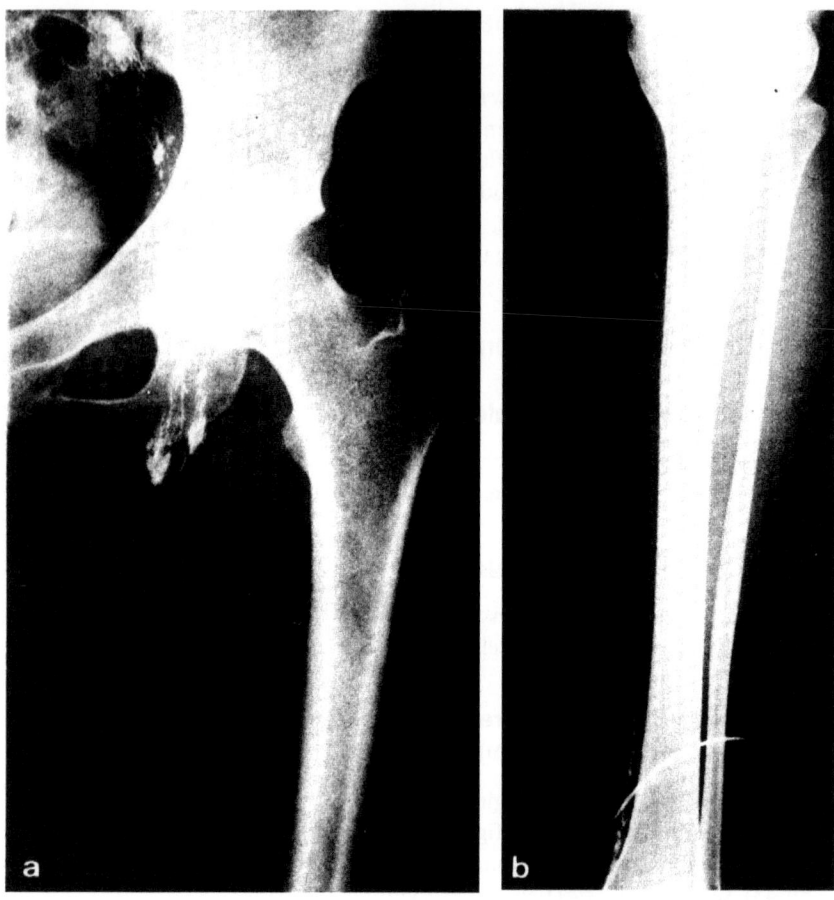

Abb. 48. Lymphangiographie am linken Bein bei einer 17jährigen Patientin mit generalisiertem Lymphödem: Hypoplasie des peripheren Lymphgefäßsystems *a* Oberschenkel; *b* Unterschenkel

b) mit **Lymphgefäßektasien**:
lymphangiographisch *Hyperplasie* der Lymphgefäße (1–5 mm ⌀); selten; Beginn meist um die Pubertät; Frauen stark überwiegend (fast 90%). Beginn meist einseitig, aber im weiteren Verlauf in 50% der Fälle Befall beider Beine.
Beginn vor dem 35. Lebensjahr wird als *Lymphoedema praecox* bezeichnet, nach dem 35. Lebensjahr als *Lymphoedema tardum*. Letzteres ist selten und bedarf immer der differentialdiagnostischen Abgrenzung gegen ein sekundäres neoplastisches Lymphödem.

12.1.4 Sonderformen

Primäres Lymphödem mit Dysgenesie der Gonaden (Turner-Syndrom).
Primäres Lymphödem mit proximaler lymphatischer Drainagestörung.
Lymphödem mit verschiedenen Fehlanlagen (Ormond-Krankheit).
Generalisierte Lymphödeme (generalisierte Lymphangiomatosen) sind eine ausgesprochene Seltenheit (Abb. 49; s. auch Abb. 47). Etwa unter 300 Fällen mit primärem Lymphödem findet sich 1 Fall mit generalisierter Lymphangiomatose.

12.1.5 Stadien des Lymphödems

I) Latentes LÖ (lymphangiographisch nachweisbar).
II) Reversibles LÖ (abendliche Bombierung des Fußrückens).
III) Irreversibles LÖ (Fibrödem, Hypertrophie der Haut).
IV) Elefantiasis (häufiger sekundär, z. B. infolge eines Strahlenschadens).

12.1.6 Komplikationen

Rezidivierende Erysipele. In ca. 20% der Fälle von LÖ auftretend. Besonders disponiert sind Patienten mit Lymphödem und Fußmykose. Mitunter kann ein Erysipel auch ein primäres Lymphödem zur Manifestation bringen (s. Abb. 46). Außerdem können rezidivierende Erysipele die Lymphbahnen schädigen; damit ist besonders bei Patienten mit postthrombotischem Syndrom zu rechnen (s. 12.2).

Lymphfisteln
- Entleerung von „Beinlymphe" aus kleinen Verletzungen.
- Therapie: Kompressionsverband.
- Entleerung von Chylus infolge eines chylösen Refluxes nach distal bei Mitbeteiligung der retroperitonealen und viszeralen Lymphgefäße (hyperplastische Lymphangiopathie).
- Therapie: chirurgisch.

Papillomatosen und Hyperkeratosen. Pathogenese unklar; Eintrittspforte für Streptokokken.

Periostosen, Ligamentosen und Tendomyosen. Sie entstehen infolge statischer Fehlbelastung und können zu Schmerzschüben führen. Mitunter finden sich röntgenologisch Verkalkungen.

Angioplastisches Sarkom (Steward-Treves-Syndrom). Sehr selten; sehr schlechte Prognose (durchschnittliche Überlebensdauer 1½ Jahre). Beginn mit hämorrhagischen Flecken, rasche knotige Disseminiation.

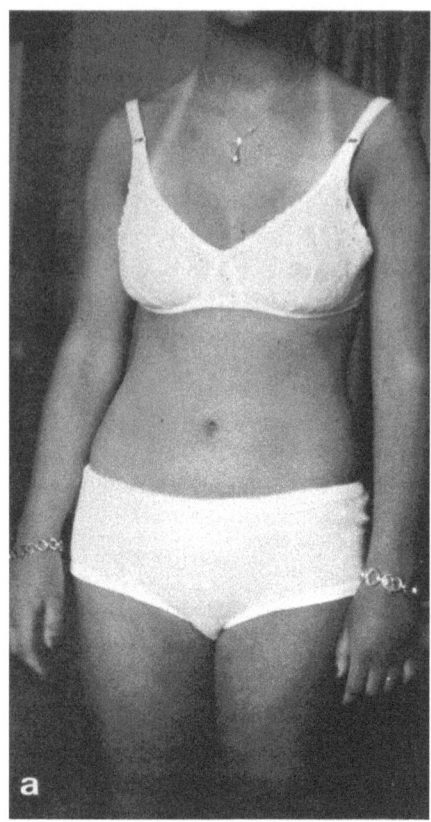
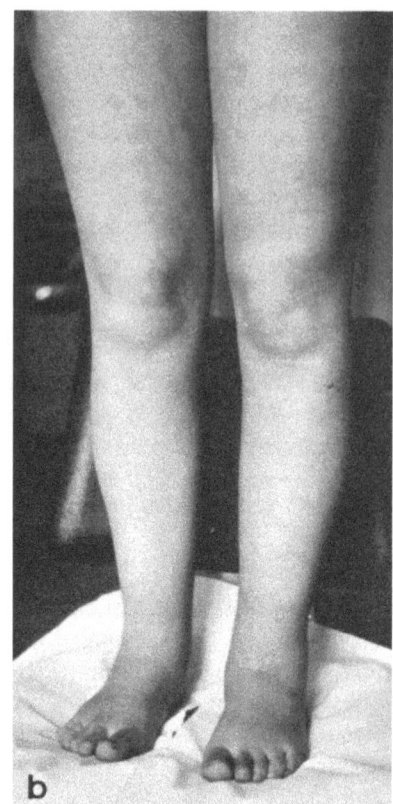

Abb. 49 a, b. Generalisiertes Lymphödem

12.1.7 Differentialdiagnose des primären Lymphödems

Sekundäres Lymphödem, venöses Ödem (s. auch Tabelle 14), Myxödem, kardiales Ödem, renales Ödem, dystrophisches Ödem, weitere dysproteinämische Ödeme und vor allem *Lipödem* (symmetrischer Befall beider Beine unter Aussparung der Fuß- und Knöchelregion) (s. Tabelle 13).

12.2. Sekundäres Lymphödem

Auftreten nach dem 35. Lebensjahr ist immer verdächtig auf sekundären Ursprung eines Lymphödems und bedarf ggf. auch invasiver Methoden zur Abklärung (z. B. Lymphangiographie).

Tabelle 13. Differentialdiagnose: primäres Lymphödem (Frühsymptome) – Lipödem

Symptome	Lymphödem	Lipödem
Manifestation	Primär einseitig oder mit quantitativen Seitendifferenzen	Primär beidseitig symmetrisch
Lokalisation	Fußrücken und Knöchel	Hüfte, Ober-, Unterschenkel (Fuß typisch ausgespart)
Form der Schwellung	Praller Fußrücken (Bombierung). Später säulenartige Deformation des Unterschenkels	Supramalleolärer Fettkragen
Farbe, Tönung	Körperfarbe	Körperfarbe. Oft Erythrocyanosis crurum
Konsistenz oder Schwellung	Frühzeitig hart, schwer eindellbar, Haut der Zehen starr	Hart. Haut der Zehen elastisch
Hauttemperatur	Eher kühl	Körperwarm bis kühl
Empfindung	Schmerzlos	Hypersensibilität der Haut
Belastungsschmerz	Oft abendliches Schweregefühl	Abendliches Schweregefühl
Komplikationen	Erysipele, Papillomatosen, Periostosen, Ligamentosen, Tendomyosen	Intertrigo in Hautfalten, „Zellulitis"

Tabelle 14. Klinische, angiographische und versicherungsmedizinische Gesichtspunkte des posttraumatisch geschwollenen Beines. (Nach Brunner u. Wirth 1971)

Symptome	Postthrombotisches Syndrom	Lymphödem	Sudeck-Syndrom
Klinik Ruheschmerz	Gelegentlich nächtliche Muskelkrämpfe	Ø	Stad. I + + + Stad. II +
Belastungsschmerz im Stehen	Berstungsschmerz	Schweregefühl	Stad. I + + + Stad. II + + + +

137

Tabelle 14 (Fortsetzung)

Symptome	Postthrombotisches Syndrom	Lymphödem	Sudeck-Syndrom
Farbe und Tönung im Stehen	Tiefblau	Körperfarbe	Stad. I fleischrotglänzend Stad. II bläulich-blaß-matt.
Form im Stehen	Pralle Verdickung	Typische initiale Schwellung des Fußrückens, später säulenartige Deformation des Unterschenkels, Haut der Zehen starr	Diffuse, gelegentlich polsterförmige Schwellung
Konsistenz	Anfänglich weich, nur in späten Stadien hart	Frühzeitig hart, schwer eindellbar	Teigig-fest
Einfluß von Hochlagerung	Schwillt im Lauf von Stunden ab	Schwillt im Lauf von Tagen meistens nur teilweise ab	Nicht oder nur geringfügig beeinflußbar
Temperatur der Haut	Körperwarm oder lokale Überwärmung in stark gestauten Bezirken der Gamaschenzone, um Varizen oder Ulcus cruris	Eher kühl	Stad. I diffus überwärmt Stad. II unterkühlt
Feuchtigkeit der Haut	In Knöchelgegend oft matschig feucht	Trocken, Falten mazeriert	Hyperhidrose: Stad. I + + Stad. II (+)
Trophische Störungen von Haut und Anhangsorganen	Induration, ockerfarbene Pigmentation, Atrophie blanche, Stauungsflecken in der Gamaschenzone, Ulcus cruris	Papillomatosen	Hypertrichose Störung des Nagelwachstums
Druckdolenz	Prätibiales Periost, umschriebene Haut- und Weichteilzonen (chronische Hypodermitis)	Prätibiales Periost (Periostose), Ligamente (Ligamentose, Tendomyose)	Ausgesprochen diffus (Haut, Subkutangewebe, Muskulatur, Skelett)

Tabelle 14 (Fortsetzung)

Symptome	Postthrombotisches Syndrom	Lymphödem	Sudeck-Syndrom
Muskulatur	Späte Inaktivitätsatrophie	Späte Inaktivitätsatrophie	Frühzeitige Hypotonie und rasch zunehmende Atrophie
Sprunggelenke	Selten Kapselfibrose	Keine Veränderungen	frühzeitige Kapselfibrose
Skelett	Periostosen, selten im Spätstadium ossifizierend, subkutane Ossifikation	Keine Veränderungen	Osteoporose diffus oder fleckig
Sekundäre Varizen	+++	Ø	Ø
Infektiöse Komplikationen	Rezidivierende Lymphangiitis	Rezidivierende Erysipele	Ø
Senkungsreaktion	Erhöht bei Ulcus cruris	Normal	Stad. I oft leicht erhöht
Farbstofftest mit Patentblauviolett	Normal	Pathologisch (kutaner Reflux) an Fußrücken oder in Umgebung von Narben	Normal
Angiographie	Phlebographie: früheste Rekanalisation nach 6 Monaten/ 60–70% nach 1 Jahr/über 90% nach 2 Jahren	Lymphographie: Unterscheidung von primären u. sekundären Veränderungen an den Lymphgefäßen	Ohne Aussage
Versicherungsmedizin Örtlicher Kausalzusammenhang mit der Verletzung	Nicht notwendig, da oft Fernthrombosen	Notwendig für echtes, nicht notwendig für posttraumatisch dekompensiertes Lymphödem	Meistens vorhanden, aber nicht obligat
Zeitlicher Kausalzusammenhang mit der Verletzung	Latenz für Schwellung und andere sekundäre Zeichen: 2 Jahre möglich. Faustregel 2–5 Jahre	Kurze Latenzzeit (Wochen bis Monate)	Kurze Latenzzeit (Tage bis Wochen)

Ursachen. Operationen, Traumen (Tabelle 14), Infektionen (rezidivierende Erysipele; das häufigste sekundäre Lymphödem findet sich in den Tropen durch die Filariose, Erreger: Filaria bancrofti). Lymphangiopathische Komponente beim postthrombotischen Syndrom (trophische Störungen im subkutanen Gewebe). Neoplasmen und Strahlenschäden.

Das häufigste sekundäre Lymphödem bei uns ist das Lymphödem des Arms nach Radikaloperation und Nachbestrahlung wegen Mammakarzinoms.

13 Konservative Therapie des primären und sekundären Lymphödems der Extremitäten

Bis heute gibt es kein voll befriedigendes Behandlungsverfahren. Eine Heilung kann nicht erreicht werden, und eine Besserung oder wenigstens ein Stillstand der Progression setzt konsequente therapeutische Bemühungen voraus.

Besonders das reversible Stadium (s. 12.1.5) ist konservativen Maßnahmen zugänglich (vergl. Abb. 46).

■ *Therapeutische Maßnahmen.* Periodische Hochlagerung der Extremität während des Tages; medizinische Kompressionsstrumpfhose nach Maß mit entsprechender Kompressionsstufe (Abb. 50); nötigenfalls Versuch mit intermittierender pneumatischer Wechseldruckbehandlung, auch an den Armen (Jobst-Dekompressor, Flowtronapparatur, Lymphapress), ggf. Heimgerät (s. auch 10.3.3). Entstauungsübungen nach Brunner (Abb. 41); Schwimmen. Auch spezielle, besonders schonende Massagen durch entsprechend geschulte Kräfte sind hilfreich (entstauende manuelle Lymphdrainage). Bei starker Schwellung, speziell im Stadium des reversiblen Lymphödems, auch gelegent-

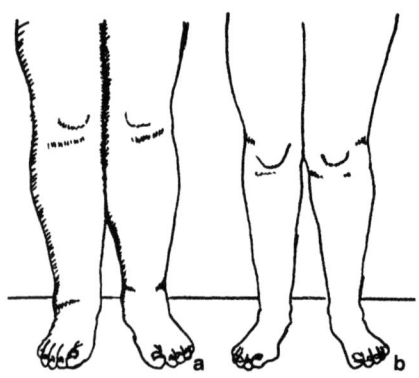

Abb. 50. *a* 53jährige Frau mit entzündlichen Reaktionen an beiden Beinen auf dem Boden eines primären Lymphödems. *b* Behandlungserfolg nach 4wöchiger ambulanter Kompressionsbehandlung (Nachzeichnung der Originalaufnahmen)

lich stark wirkendes Diuretikum – aber *nie* als Dauerbehandlung. (Der Nutzen von niedrigen Steroiddosen ist nicht erwiesen.) Wichtig – auch in prophylaktischer Hinsicht – ist eine sorgfältige Hauthygiene an der betroffenen Extremität. Verletzungen, auch Injektionen (vor allem i. m. und s. c.), an den betroffenen Extremitäten strikt vermeiden, ebenso Nässe-, Hitze- und starke Kälteeinwirkungen und Hautinfektionen (Mykosen, Erysipele – ggf. antibiotische Behandlung). Vorsicht bei allen medizinischen Manipulationen, selbst bei Blutdruckmessungen; keine Varizenoperationen! Eine Lymphangiographie ist nur indiziert, wenn sie differentialdiagnostisch von wesentlicher Bedeutung ist (sekundäres Lymphödem) und wenn therapeutische Konsequenzen erwartet werden. Das gleiche gilt für Probeexzisionen aus der Haut und für subkutane Injektionen von Patentblau.

Die *operativen* Methoden zur Verbesserung der Lymphdrainage sind noch nicht ausreichend ausgereift.

Konsequenzen für die Berufswahl. Alle Berufe mit relevanten chemischen, mechanischen bzw. physikalischen und allergisierenden Einwirkungen auf die Haut sind absolut ungeeignet. Möglichkeiten zu häufigen kleinen Bewegungspausen (gehen, Entstauungsübungen) sollten gegeben sein.

Auch beim *sekundären Lymphödem* besteht die Therapie vor allem in sorgfältigem Hautschutz, Vermeidung aller überflüssigen Manipulationen an der betroffenen Extremität, Bewegungsübungen und zeitweiser Hochlagerung. Bei sehr schwerer Ausprägung, die üblicherweise nicht auftritt, kann auch hierbei ein vorsichtiger Versuch einer intermittierenden pneumatischen Kompressionsbehandlung oder einer entstauenden manuellen Lymphdrainage vorgenommen werden. Ob diese entstauenden Maßnahmen bei einem sekundären Lymphödem infolge einer Neoplasie die Gefahr einer Metastasierung steigern, ist umstritten.

Chirurgische Behandlungsmöglichkeiten

G. Baumann

14 Arterielle Verschlußkrankheit

Die operative Behandlung der arteriellen Verschlußkrankheit bewirkt in der Regel keine Lebensverlängerung, sondern führt durch die Beseitigung von Stenosen oder Verschlüssen in besonders stark betroffenen Gefäßbezirken zur Erhaltung der Funktionsfähigkeit der davon abhängigen Organe oder Gliedmaßen.

14.1 Indikation

Bei der Operationsindikation unterscheiden wir die klinische Indikation, die angiographische Indikation und die allgemeine Indikation.

14.1.1 Klinische Indikation

Die klinische Indikation wird ausschließlich durch den Beschwerdegrad des Patienten bestimmt. Danach besteht im Stadium I keine Operationsindikation. Das Stadium II bedeutet eine relative Indikation. Vor allem Patienten, die bei normalem Gehtempo eine Verkürzung ihrer schmerzfreien Gehstrecke unter 200 m haben, sollten daraufhin untersucht werden, ob man ihnen mit einer Operation helfen kann. Im Stadium III und IV besteht immer eine unmittelbare Bedrohung der Extremität durch die Amputation und deshalb eine absolute Indikation zu operativen, durchblutungsverbessernden Maßnahmen.

14.1.2 Angiographische Indikation

Bei gegebener klinischer Indikation muß mit einer Angiographie geklärt werden, ob auch die angiographische Indikation vorliegt, d.h. ob rein technisch von der Verschlußlokalisation und -ausdehnung her eine Operation möglich ist. Grundsätzlich gilt hier, daß nur segmentäre Verschlüsse mit einem rekonstruktiven Verfahren angegangen werden können. Nach dem Verschluß muß eine ausreichend aufnahmefähige, nachgeschaltete Strombahn vorhanden sein. Das bedeutet konkret: Ein Beckenschlagaderverschluß kann nur mit Aussicht auf Erfolg beseitigt werden, wenn wenigstens die A. profunda femoris noch frei durchgängig ist. Ein Verschluß im femoropoplitealen Gefäßabschnitt kann nur operiert werden, wenn mindestens ein Unterschenkelgefäß mit einigen guten Seitenästen noch offen ist. Jede Rekonstruktion verlangt eine nachgeschaltet offene Strombahn. In gleicher Weise muß auch die vorgeschaltete Strombahn frei von Verschlüssen oder stärkeren Stenosen sein.

14.1.3 Allgemeine Indikation

Unter der allgemeinen Indikation verstehen wir die allgemeine Operationsfähigkeit eines Patienten. Hier spielen vor allem die kardiale und pulmonale Situation eine Rolle, daneben auch Begleiterkrankungen, wie Diabetes mellitus, Leber- und Nierenschäden und andere das Operationsrisiko erhöhende Zustände. Bei den Kranken mit chronischen arteriellen Durchblutungsstörungen der unteren Extremitäten muß man im Sinne der Systemerkrankung stets damit rechnen, daß auch in anderen Gefäßgebieten, besonders im Bereich der koronaren und zerebralen Gefäße, ähnliche Veränderungen bestehen, die das Operationsrisiko vergrößern. Solche Patienten sind als Risikopatienten anzusehen, besonders wenn ihr biologisches Alter dem kalendarischen deutlich vorausgeeilt ist. Das bedeutet, daß wir uns sowohl in der Wahl der Operationsverfahren als auch der besten Anästhesiemethode vorsichtig entscheiden müssen. Der kleinste operative Eingriff, der den ausreichenden Erfolg verspricht, ist meist besser als der Versuch einer groß angelegten Generalsanierung der Strombahn. Vorteilhaft ist auch, statt einer mehrstündigen Vollnarkose, eine Spinal- oder Periduralanästhesie anzuwenden, wie dies bei allen Operationen distal des Leistenbandes und auch beim extraperitonealen Zugang ohne Schwierigkeiten und fast ohne Belastung für den Patienten möglich ist.

14.2 Chirurgische Techniken bei Verschlußkrankheiten der unteren Extremitäten

14.2.1 Thrombendarteriektomie

Die lokale Thrombendarteriektomie wird an der unteren Extremität vorwiegend bei isolierten Verschlüssen an der A. femoralis und am Anfangsteil der A. profunda femoris angewandt. Gelegentlich muß auch einmal eine Popliteatrifurkation mit dieser Methode angegangen werden. Hier sollte dann stets der Verschluß der Arteriotomie mit einem Venenstreifentransplantat vorgenommen werden, während an der A. femoralis meist eine direkte 6 × 0 Naht ausreicht. Dieser Minimaleingriff, der auch in Lokalanästhesie durchgeführt werden kann, reicht bei sehr alten Patienten oftmals als alleinige Maßnahme aus, um eine Amputation zu vermeiden.

Die langstreckige Desobliteration mit dem Ringstripper hat ihre Hauptindikation heute in den Beckenschlagadern und hier wiederum besonders im Bereich der A. iliaca externa, wo sie bei Risikopatienten auch retrograd in Lokalanästhesie angewandt werden kann, ohne daß das Gefäß extraperitoneal exponiert wird. Bis vor wenigen Jahren wurde dasselbe Verfahren auch als Methode der Wahl beim Femoralis- und Popliteaverschluß angesehen. Inzwischen haben aber die nicht befriedigenden Langzeiterfolge dazu geführt, daß immer mehr der autologe Venenbypass an diese Stelle tritt.

14.2.2 Kunststoffimplantate

Kunststoffimplantate haben sich in Form der gestrickten Dacronschläuche heute allgemein zum Ersatz der Aorta und der Beckenarterien durchgesetzt. Als einseitiger aortofemoraler Bypass werden sie in der Regel von einem extraperitonealen und als bifemoraler Bypass von einem transperitonealen Zugang aus eingesetzt. Vorteile sind die rasche und meist blutsparende Operation gegenüber einer oft schwierigen, wenn erzwungenen, Desobliteration bei starker Verkalkung der Gefäßmedia. Gefahren bestehen bei infizierter Lymphbahn und auch sonst in der Anastomosenaneurysmabildung.

14.2.3 Venenbypass

Das von Kunlin 1949 zuerst benutzte Venentransplantat hat sich inzwischen zur Überbrückung verschlossener Gefäßstrecken im femoropoplitealen Bereich und in besonderen Fällen auch einmal als femorotibiales Transplantat bestens bewährt und stellt heute das Verfahren der Wahl dar. Dabei wird die V. saphena magna in der erforderlichen Länge herauspräpariert und in umgekehrter Stromrichtung wieder implantiert. Es eignen sich hierfür im allgemeinen nur Venen, die wenigstens 4 mm Durchmesser aufweisen. Auch die V. cephalica kann als Transplantat verwendet werden.

14.2.4 Transplantate anstelle von autologen Venen

Nachdem sich Dacrontransplantate als Ersatz für die A. femoralis superficialis und die A. poplitea nicht bewährt haben, hat man neue Materialien gesucht. So kommen zur Verwendung: Kalbskarotiden (Solco) als Kollagenprothese, humane Umbilikalvenen (Biograft) und Teflonprothesen (Gore-Tex). Alle diese Prothesen sind schlechter als die autologe Vene, weil sie kein dem Venenendothel entsprechendes Endothel entwickeln. Bei einem guten Zu- und Abstrom sind sie aber durchaus geeignet, damit eine Rekonstruktion durchzuführen.

14.2.5 Lumbale Sympathektomie

Bei allen Kranken mit Unterschenkelgefäßverschlüssen und teilweise auch bei kombinierten Ober- und Unterschenkelgefäßverschlüssen hat sich die lumbale Sympathektomie gut bewährt. Die besten Ergebnisse werden hier im Stadium II oder III erzielt, während im Stadium IV nur noch in etwa 17% der Fälle eine Amputation dadurch verhindert werden kann. Im Stadium IV sollte überhaupt nur dann eine Sympathektomie durchgeführt werden, wenn es sich lediglich um eine blande Nekrose handelt. Bei allen hochentzündlichen und infizierten Prozessen bewirkt die Sympathektomie meist nur eine Beschleunigung der Gangränbildung.

14.2.6 Amputationen

Die Indikation zur Amputation als letzter Maßnahme zur Behandlung einer chronischen arteriellen Verschlußkrankheit muß immer dann im Stadium III oder IV gestellt werden, wenn weder durch konservative noch durch operative Maßnahmen eine Schmerzfreiheit erzielt werden kann oder wenn periphere Nekrosen nicht zur Abstoßung und Abheilung gebracht werden können. Es handelt sich hier vor allem um die peripher lokalisierten Verschlüsse, bei denen distal keine freien Gefäßstrecken mehr angetroffen werden. Dabei ist eine Unterschenkelamputation in der Regel nur sinnvoll, wenn der Puls der A. poplitea noch tastbar ist. In den meisten Fällen bringt sonst nur die Oberschenkelamputation Aussicht auf baldige Heilung und einen prothesenfähigen Stumpf.

14.3 Chronische arterielle Verschlußkrankheit an den supraaortischen Gefäßen

Die chronische arterielle Verschlußkrankheit an den supraaortischen Gefäßen wird nur dann operativ angegangen, wenn Anzeichen für eine zerebrale Minderdurchblutung bestehen oder wenn eine erhebliche Belastungsinsuffizienz eines Arms besteht.
Die chirurgisch zugänglichen Verschlußlokalisationen befinden sich am Truncus brachiocephalicus, an der A. carotis communis, der Karotisbifurkation, der A. subclavia und am Abgang der A. vertebralis.

14.3.1 Stenosen und Verschlüsse der A. carotis

Die Indikation zur Operation ergibt sich wieder aus den vier Schweregraden der zerebralen Durchblutungsstörung. Hauptindikation ist hier das Stadium II der intermittierenden zerebralen Ischämie. Häufigste Ursache hierfür ist eine

hochgradige Stenose im Bereich der Karotisbifurkation. Diese Stenosen lassen sich in der Regel durch eine offene lokale Thrombendarteriektomie beseitigen, wobei die Längsinzision im Gefäß durch ein Venenstreifentransplantat wieder verschlossen wird. Das Stadium III bedeutet meist, daß aus der nicht bemerkten Stenose ein Verschluß der A. carotis interna geworden ist, mit der Symptomatik des langsam in Stunden sich zunehmend entwickelnden Schlaganfalls. In diesem Stadium kann nur noch in Ausnahmefällen operiert werden, wenn durch eine umfassende Angiographie mit genügender Wahrscheinlichkeit das Vorliegen eines größeren Nekrosebezirks im Gehirn (Erweichungsherd) ausgeschlossen worden ist. Der Patient darf nicht bewußtlos sein.
Im Stadium IV, definitive Hemiplegie, besteht immer ein Nekroseherd im Gehirn. Eine Operationsindikation ist deshalb nicht gegeben, weil totes Gehirngewebe nicht revitalisiert werden kann, also von einem operativen Eingriff keine Besserung zu erwarten ist. Darüber hinaus bestünde aber bei einer Wiederherstellung der Strombahn die hochgradige Gefahr der zerebralen Massenblutung in den Erweichungsherd. Da aber solche Prozesse meist an beiden Carotiden lokalisiert sind, sollte man bei jedem Stadium IV prüfen, ob nicht auf der Gegenseite auch eine Carotisstenose vorhanden ist, diese müßte dann operativ beseitigt werden.

14.3.2 Stenosen und Verschlüsse bei A. subclavia und des Truncus brachiocephalicus

Verschlüsse oder Stenosen des Truncus brachiocephalicus oder des zentralen Abschnitts der A. subclavia beidseits können zum sog. Subclaviansteal-Syndrom führen. In diesen Fällen kann eine direkte Wiederherstellung der Strombahn nur nach Sternotomie oder linksseitiger Thorakotomie erfolgen. Um den Eingriff möglichst klein zu gestalten und den Patienten wenig zu belasten, besteht die Möglichkeit, entweder einen Bypass zwischen A. carotis communis und dem peripheren Abschnitt der A. subclavia anzulegen oder einen Bypass von der einen zur anderen A. subclavia subkutan beidseits infraklavikulär transpektoral einzubauen.

14.3.3 Stenosen der A. vertebralis

Einseitige Abgangsstenosen der A. vertebralis werden nicht operiert, weil die andere A. vertebralis ausreicht. Wenn sich jedoch doppelseitig hochgradige Veränderungen finden, kann bei entsprechenden Beschwerden die Beseitigung der Abgangsstenose der einen A. vertebralis angezeigt sein.

15 Periphere Venenerkrankungen

Die chirurgische Therapie bei peripheren Venenerkrankungen erstreckt sich auf die primäre Varikose (Stammvarizen, insuffiziente Perforansvenen, venöses Ulcus cruris), die akute Bein- und Beckenvenenthrombose und Armvenenthrombose sowie Maßnahmen beim postthrombotischen Zustandsbild.

15.1 Primäre Varikose

15.1.1 Stammvarizen

Die Operation bei der primären Varikose ist angezeigt bei Insuffizienz der Klappen in den großen Venenstämmen, der V. saphena magna und V. saphena parva. Es sollte in diesen Fällen die Exhärese nach Babcock durchgeführt werden. Dabei werden die Venen in der Knöchelgegend aufgesucht, nach zentral hin mit einer Sonde versehen und diese dann in der Kniekehle oder in der Leistenbeuge wieder aufgesucht und damit die Vene herausgezogen. Abgerissene Seitenäste müssen gut komprimiert werden. Größere Venenkonvolute, die von Seitenästen ausgehen, sollten herauspräpariert werden. Wichtig ist, sowohl die V. saphena parva wie erst recht die V. saphena magna direkt an der Einmündungsstelle in die tiefe Vene zu ligieren und alle kurz vorher einmündenden Seitenäste ebenfalls zu ligieren, damit kein subkutanes Rezidiv auftritt.

15.1.2 Insuffiziente Perforansvenen

Insuffiziente Perforansvenen werden nach vorheriger Markierung mit Hauttinte gezielt freigelegt, bis zu ihrer Durchtrittsstelle durch die Faszie verfolgt und dann im Faszienniveau ligiert. Bei Insuffizienz mehrerer Perforansvenen empfiehlt es sich, die Faszie im fraglichen Bereich durch eine Längsinzision zu eröffnen und dann subfaszial sämtliche Perforansvenen zu unterbinden (Linton-Operation). Die verbleibenden retikulären Varizen werden am besten durch eine nachfolgende Sklerosierungsbehandlung beseitigt.

15.1.3 Ulcus cruris

Die operative Behandlung des Ulcus cruris venosum besteht in der Umschneidung nach Nußbaum und der anschließenden Deckung des Defekts mit Spalthaut. Das Ulkus wird etwa 3–4 mm vom Rand entfernt bis auf die Faszie umschnitten und der ganze Geschwürgrund auf der Faszie abgetragen. Dabei werden die ursächlichen insuffizienten Perforansvenen eröffnet. Sie werden mit resorbierbaren Fäden umstochen. Anschließend wird Spalthaut, am besten mit dem Mesh-graft-System, auf den Hautdefekt aufgebracht.

15.2 Akute Bein- und Beckenvenenthrombose

Die akute Bein- und Beckenvenenthrombose sollte immer dann operativ behandelt werden, wenn eine Kontraindikation für eine Streptokinasebehandlung besteht und wenn es sich um einen nur wenige Stunden oder Tage alten Verschluß größerer Ausdehnung handelt. Auch hier muß die allgemeine Indikation, d. h. die ausreichende Belastbarkeit des Patienten durch den Eingriff, gegeben sein. Nachdem zunächst ein Blockadeballon, meist von der kontralateralen Leiste aus, in die V. cava inferior zur Verhütung einer Lungenembolie eingebracht wurde, wird von der V. femoralis der erkrankten Seite aus zunächst die Beckenvene mit Fogarty-Kathetern ausgeräumt. Die Thromben aus den Ober- und Unterschenkelvenen werden bei offener Veneninzision exprimiert. Das dabei in erheblichen Mengen verlorene Blut wird aus der Wunde abgesaugt, gefiltert und retransfundiert. Bei nicht ganz vollständiger Ausräumung der Beckenvene, bei festhaftenden parietalen Thrombenresten, ist es günstig, am Schluß der Operation mit einem Seitenast der V. saphena magna eine temporäre arteriovenöse Fistel anzulegen. Durch diese Maßnahme wird der Durchstrom in der Beckenvene vermehrt, es kommt zu keiner Rethrombosierung sondern zur Endothelisierung der Vene und Organisation der parietalen Thromben. Nach 2 Monaten kann dann der arteriovenöse Shunt wieder beseitigt werden. Intra- und postoperativ ist eine volle Antikoagulation, zunächst mit Heparin und später mit Marcumar, erforderlich.

15.3 Venenthrombosen der oberen Extremität

Akute tiefe Venenthrombosen an der oberen Extremität sind wesentlich schwerer operativ anzugehen als die Beckenvenenthrombose. Das Verfahren der Wahl ist hier die Thrombolysetherapie. Hat diese Erfolg, so empfiehlt es sich, nach einer kostoklavikulären Zwinge mittels der Angiographie zu fahnden. Findet sich eine solche Einengung der Vene als Ursache für die Thrombose, so sollte entweder die vielleicht vorhandene Halsrippe oder nötigenfalls auch die 1. Rippe auf transaxillärem Wege reseziert werden. Die Skalenotomie reicht meist alleine nicht aus.

15.4 Maßnahmen beim postthrombotischen Zustandsbild

Die operativen Maßnahmen beim postthrombotischen Zustandsbild beschränken sich einerseits auf die Beseitigung insuffizienter Perforansvenen, sofern sie zu Ulzerationen Anlaß gegeben haben, und zum anderen auf den Versuch, den Abfluß im tiefen Venensystem zu verbessern. Die abflußverbessernden Operationen bestehen in Verfahren, die die V. saphena magna zur

Umleitung des Blutes um verschlossene tiefe Venenabschnitte herum benutzen. Erfolgreich sind solche Maßnahmen nur, wenn es sich um die seltenen Fälle einer vorwiegend segmentären tiefen Venenschädigung handelt. So wird bei der Palma-Operation die V. saphena magna der gesunden Seite bis zum Knie herauspräpariert und durch einen subkutanen Tunnel zur V. femoralis der erkrankten Seite hingeführt und anastomosiert. Auf diese Weise wird der Abfluß zur gesunden Beckenvene hin verbessert. Alle übrigen Umleitungsverfahren sind noch viel seltener indiziert und wenig erprobt, so daß sie unerwähnt bleiben sollen.

Weiterführende Literatur

Alexander K (1977) Arterienerkrankungen. Fischer, Stuttgart New York
Bollinger A (1979) Funktionelle Angiologie. Thieme, Stuttgart
Brunner U (1969) Das Lymphödem. Huber, Bern Stuttgart Wien
Brunner U, Wirth W (1971) Wert des Farbstofftests und der Lymphangiographie zur Beurteilung von Kausalität und Therapie des posttraumatischen Lymphödems der Beine. Schweiz. med. Wschr. 101: 1354
Caesar K (1973) Chronische akrale Zirkulationsstörungen. In: Innere Medizin in Praxis und Klinik. Bd. I, Hrsg.: Hornbostel H, Kaufmann W, Siegenthaler W, Thieme, Stuttgart
Cockett FB, Dodd H (1956) The pathology and surgery of the veins of the lower limb. Livingstone, London
Dotter CT, Judkins MP (1964) Transluminal treatment of arteriosclerotic obstruction. Circulation 30: 654
Fischer H (1971) Primäre und sekundäre Varikose. Kurzmonographien Sandoz 4, Nürnberg
Heberer G, Hegemann G (1974) Indikation zur Operation. Springer, Berlin Heidelberg New York
Heberer G, Rau G, Löhr HH (1966) Aorta und große Arterien. Springer, Berlin Heidelberg New York
Heberer G, Rau G, Schoop W (Hrsg) (1974) Angiologie (Begr. Ratschow M). Thieme, Stuttgart
Hess H, Mietaschk A, Ingrisch H (1980) Niedrig dosierte thrombolytische Therapie zur Wiederherstellung der Strombahn bei arteriellen Verschlüssen. Dtsch med Wschr 105: 787
Hornbostel H, Kaufmann W, Siegenthaler W (Hrsg) (1977) Innere Medizin in Praxis und Klinik, Bd I. Thieme, Stuttgart
Hurst JW (ed) (1974) The heart, arteries and veins. McGraw-Hill, New York
Kappert A (1981) Lehrbuch und Atlas der Angiologie. Huber, Bern
Kunlin J (1949) Le traitement de l'artérite oblitérante par la greffe veineuse. Arch Mal Coeur 42: 371
Marshall M (1980) Aktuelles in Pathogenese, Diagnostik und Therapie arterieller Durchblutungsstörungen. Therapiewoche 30: 5769
Marshall M (1981a) Kurzes Lehrbuch und Atlas der Ultraschall-Doppler-Sonographie. Kranzbühler, Solingen
Marshall M (1981b) Forum phlebologicum. MMW Medizin Verlag, München
May R (1973) Varikose In: Innere Medizin in Praxis und Klinik. Bd. I, Hrsg.: Hornbostel H, Kaufmann W, Siegenthaler W, Thieme, Stuttgart
May R (1974) Chirurgie der Bein- und Beckenvenen. Thieme, Stuttgart
Raithel D (1977) Extrakranielle Gefäßverschlüsse – Diagnose, Operationsindikation, Ergebnisse. Geriatrie 7: 540
Siegenthaler, W (Hrsg) (1973) Klinische Pathophysiologie. Thieme, Stuttgart
Vollmar J (1967) Rekonstruktive Chirurgie der Arterien. Thieme, Stuttgart
Vollmar J (1975) Rekonstruktive Chirurgie der Arterien. Thieme, Stuttgart
Wenz W (1972) Abdominale Angiographie. Springer, Berlin Heidelberg New York

Sachverzeichnis

Abstromvolumen, maximales 98
Acenocumarol 80
Acetylsalicylsäure (ASS) 79
Adventitiadegeneration, zystische 48
Aescin 122
Aethoxysklerol 122
A-Geräusche 95
Akrozyanose 68
Allen-Test 12
Amaurosis fugax 32
Amputation 146
Anastomosenaneurysma 145
Ancrod 84
Aneurysma, arterielles 52 ff.
– arteriovenosum 55
– cirsoides 55
– dissecans 52
– falsum 54
– spurium 54
– varicosum 55
–, venöses 92
– verum 52
Angina abdominalis 44
– intestinalis 44
Angiographie 28
Angiolopathie 68
Angiopathie, diabetische 50
–, funktionelle 65
–, immunologisch bedingte 57 ff.
Anlageanomalien, venöse 111
Antikoagulanzienbehandlung 81
Antikoagulation, direkte 82, 106
–, indirekte 80 ff., 106
Antithrombin III 101, 119
Aortenaneurysma, Ruptur 54
Aortenbogensyndrom (ABS) 38
Aortendissektion 54
Aortengabelverschluß 43
Aortenisthmusstenose, adulte Form 56
–, infantile Form 56
–, umgekehrte 59
Arterielle Verschlußkrankheit (AVK), Aorta abdominalis 42 ff.
– –, A. poplitea 47

– –, Armarterien 40
– –, Beckentyp 46
– –, Einteilungsprinzipien 30 ff.
– –, extrakranielle Gefäße 34
– –, Handarterien 40
– –, Nierenarterien 46
– –, Oberschenkeltyp 47
– –, peripherer Typ 31, 48
– –, Schultergürtel-Arm-Bereich 39 ff.
– –, Viszeralarterien 44
Arteriitiden bei Kollagenosen 63
Arteriitis cranialis 60
Arteriographie des Armes 29
– des Beines 29
Arteriosklerose, dilatierender Typ 50
–, obliterierende 33
Arthritis, rheumatoide 64
Aspirin 79
Astvarikose 109
Atherogenese 33, 73
Atherosklerose 33
ATP 85
Atrophie blanche 112
Attacke, transitorische ischämische (TIA) 31 f., 34
–, vertebrobasiläre 32
Auslöschphänomen 55, 113

Babcock, Exhärese nach 148
Ballonkatheter 87
Basalmembranverdickung der Kapillaren 51
Basisbehandlung bei Arteriopathien 74
Beckentyp der arteriellen Verschlußkrankheit 31
Beckenvenenthrombose 102 ff., 105
Beinschmerz, neurogener 52
Beinvenenthrombose 102 ff.
Belastungsoszillographie 15
Bencyclan 83
Benzaron 122
Berstungsschmerzen 91, 111, 113
Besenreiservarizen 109

153

Bifurkationssyndrom 43
Biograft 145
Bisgaard-Kulisse 115
Blaustich 92, 103
Blockadeballon 149
Blow-out-Phänomen 92, 114
Blow-out-Ulkus 115
Blutrheologie 83
Blutviskosität 71
Bombierung, des Fußrückens 130
Boyd-Perforansvenen 113
Brand, feuchter 8, 50
–, trockener 8
Brückenkollateralen 72
Budd-Chiari-Syndrom 107 f.
Bypass, aortofemoraler 145
–, bifemoraler 145

Cañonvarize 114
Caput medusae, inguinales 105, 113
Cholesterinsenkung, diätetische 74
Circulus Willisii 34
Claudicatio intermittens 4
– –, neurogene 52
– visualis 38
claudication distance 13
Coarctatio aortae 56
Cockett-Perforansvenen 113
completed stroke 32
Corona phlebectatica 114
crest time 19
Crosse 123
Crossektomie 123
CRST-Syndrom 64
Cumarinnekrose 82

Dacronschläuche 145
Defibrase 84
Dermatomyositis 64
Desobliteration, chirurgische 106
Dextran, niedermolekulares 83
Digitalisierung 81
Digitus-mortuus-Syndrom 65
Dikrotie, basisnahe 17
–, hohe 17 f.
–, katakrote 15
Dip, frühdiastolischer 27
Dipyridamol 79
Diversionsphänomen 72 f.
Dodd-Perforansvenen 113

Doppler-Prinzip 20
Ductus Botalli 55 f.
Dyspraxia intermittens 4

Elefantiasis 130, 135
Emboliegefährdung, Stadium der größten 91, 104
Endangiitis obliterans 58
Entrapment-Phänomen 47
Entstauungsgymnastik (nach Brunner) 120 ff., 140
Entstauungsübungen 118
Epidemiologie der Venenerkrankungen 89
Erb, W. H. E. 6, 74
Ergotismus 57
Erysipel, rezidivierendes 130, 135
Erythrocyanosis crurum puellarum 68
Erythromelalgie 69
Erythrozytenaggregation 71, 73 f., 83
Erythrozytenflexibilität 71, 73 f., 83

Fåhraeus-Lindquist-Effekt 71
Faustschlußprobe 11
Faustschlußübungen 76
Fibrinogen 71, 73
Fibrinogensenkung 84
Fibromatose 133
Filariose 140
Fingerapoplexie 42
Fischer-Verband 125
Fisteln, arteriovenöse 54
–, temporäre arteriovenöse 149
Flavonoide 122
Flowtron-Gerät 127, 140
Fludrocortison 83
Fogarty-Katheter 149
Fontaine, Stadieneinteilung 31
Freisetzungsreaktion der Plättchen 34, 79

Gamaschenulkus 112
Gangrän bei AVK 31
–, periphere symmetrische 68
–, venöse 108
Gefäßauskultation 7, 9
Gefäßwanddegeneration, zystische 48
Gehprobe 13
Gehstrecke 31
Gehtraining 76 ff.

Gesenius-Keller, Oszillographie nach 13 ff.
Gewebsdurchblutung, nicht nutritive 70
–, nutritive 70
Gewebsnekrosen bei Arteriosklerose 6
Gipfelzeit 18 f.
Glomustumor 52
Glycerinchromatlösung 122
Gore-Tex 145
Grundschwingungsdauer 18
Gummistrümpfe 126

–, vertebrobasiläre 36 ff.
Insult, apoplektischer 35
Intimaverdickung, fibromuskuläre 34
IRINS 32
Irisblendenphänomen 68
Ischämiesyndrom, akrales, akutes 41
– –, chronisches 41
Isotopenphlebographie 101

Jobst-Dekompressor 127, 140

Hach, Einteilung nach 109
Hämodilution, hypervolämische 84
–, isovolämische 83
Hämometakinesie 73
Hämotachygramm (HTG) 21 f.
Halsrippe 149
Halsrippensyndrom 40
Handhämatom, rezidivierendes 42
Haptendextran 84
Hauptkollateralen 72
Hautthermometrie 29
Heparin 81 f.
Heparin-Dihydergot 119
Heparinprophylaxe, „low-dose" 119
Hinken, intermittierendes 4
Hirninsult, progredienter 31
Histaminkopfschmerz 60
Histokompatibilitätsantigene 59
Homans-Zeichen 105
Horton-Magath-Syndrom 60
hot ulcer 55, 113
Hunter-Perforansvenen 113
Hyperabduktionssyndrom 40
Hyperkoagulabilität 119
Hyperplasie, fibromuskuläre 44, 46
Hypersensitivitätsangiitis 64
Hypertonie, induzierte 83
Hypervaskularisationstyp 72
Hyperviskositätssyndrom 68

Ignis sacer 57
inclination time 19
Index, oszillometrischer 14 ff.
Infrarotthermographie 29
Infratonverfahren, elektrostatisches 16
Inklinationszeit 18 f.
Insuffizienz, chronische venöse (CVI) 115

Kältehämagglutinine 42
Katheterdilatation 87
Katheterrekanalisation, perkutane 87
Kausalgie 52
Kimmelstiel-Wilson-Glomerulosklerose 51
Klappeninsuffizienz, venöse 97, 109
Kletterpuls 103
Klippel-Trenaunay-Syndrom 111
Knöchelarteriendruck, systolisch 21 ff.
Kollateralkreislauf 71
Kollateralvarizen 113
– als venöse Umgehungskreisläufe 113
– bei arteriovenösen Fisteln 113
–, tiefe 114
Kollateralvenen, potentielle 113
Kompressionsbehandlung 124
Kompressionsstrumpfmaße 126
Kompressionsstrumpf, medizinischer 126
Kompressionstest, bei Ultraschall-Doppler-Untersuchung 26
Kompressionsverband 124
Kostoklavikularsyndrom 39
Kreislauf, paradoxer 114
Kryoglobuline 42
Kunststoffimplantate 145
Kussmaul-Meier-Syndrom 61

Längsachsenkurzschluß 55
Latenzschmerz 4, 31
Leichenblässe 67
Leitvenen 114
Leriche-Syndrom 43
Linton-Operation 148
Lipödem 136 f.
Lipoproteine 76
Livedoerkrankung 69

155

Lowenberg-Zeichen 103
Lungenembolie 101, 104, 106
Lupus erythematodes disseminatus 63
Lymphangiographie 132
–, visuelle 132
Lymphangiomatose, generalisierte 135
Lymphangiopathie, obliterierende 133
Lymphapressgerät 127, 140
Lymphdrainage, manuelle 140
Lymphfistel 135
Lymphgefäßektasien 134
Lymphgefäßerkrankungen 129 ff.
Lymphödem 129 ff.
–, familiäres kongenitales 133
– –, nicht kongenitales 133
–, generalisiertes 136
–, idiopathisches 133
–, irreversibles 130, 135
–, latentes 130, 135
–, primäres 133 ff.
–, reversibles 130, 135
–, sekundäres 136 ff.
–, sporadisches primäres 133
Lymphoedema praecox 134
– tardum 133 f.
Lyse, chronische 86
–, lokale 88

Makroangiopathie, diabetische 50
Malum perforans 51
Mammakarzinom 140
Marburg-Zeichen 43
Marcumar 80
Maschinengeräusch 55
May-Kollaterale 114
Mediaverkalkung, Mönckebergsche 23, 50
Mehretagenverschluß der AVK 31
Mesenteric-steal-Phänomen 43
Metamorphose, visköse 34
Mikroangiopathie, diabetische 51
Mikrozirkulation 69 ff.
Milchbein 107
Mondor-Krankheit 92, 117
Morbus embolicus 80
Morbus Raynaud 65
Morbus Winiwarter-Buerger 58
Muskelveneneinflußschleife, Insuffizienz der 114
Muskelvenenpumpe 116

Naftidrofuryl 83
Nephropathie, diabetische 51
Neuropathie, diabetische 50
Nicoladoni-Branham-Zeichen 55
Nußbaum, Umschneidung nach 148

Oberschenkeltyp der AVK 31
Ödem bei Angiopathien 8
– bei Venenerkrankungen 92, 115
Östrogene 90
Ophthalmodynamographie 35
Ophthalmodynamometrie 35
Ormond-Krankheit 135
Oszillographie, akrale 16
–, elektronische 16 ff.
–, mechanische 13 ff.

Paget-von-Schroetter-Syndrom 105
Palma-Operation 150
Panarteriitiden 57 ff.
Panarteriitis nodosa 61
Pancoast-Tumor 40
Parkes-Weber-Syndrom 55 f.
Patentblauviolett 132
Payr-Zeichen 102, 105
Pelottenkompressionstest 98
Pentoxifyllin 79, 83
Perforansvarikose, primäre 111
Perforansvene 113
–, insuffiziente 91 f., 97
Perfusionsszintigraphie 101
Perthes-Test 93
P, 5 P bei akutem Gliedmaßenarterienverschluß 32
Phenprocumon 80
Phlebalgie 55, 91, 113
Phlebektasie 109, 111
phlébite bleue 107
Phlebitiden bei immunologisch bedingten Angiopathien 117
Phlebitis migrans 92, 117
– saltans 58, 92, 117
Phlebodynamometrie 98
Phlebödem 92
Phlebographie 99 ff.
Phlebosklerose 114
Phlebothrombose des ambulanten Patienten 105
– des bettlägrigen Patienten 104
Phlegmasia alba dolens 107
– coerulea dolens 107

- rubra dolens 107
Phonoangiographie 10
Pinselfiguren 109
Plasmaviskosität 71
Plasmin 86
Plasminogenaktivator 86, 106
Polyarthritis, progressiv-chronische 64
Polymyalgia rheumatica 61
postthrombotisches Syndrom 107, 115, 137 ff.
Prattsche Warnvenen 103
Preßphlebographie, aszendierende 100
Priapismus 87
- bei Beckenvenenthrombose 107
PRIND 31
PRINS 32
Proaktivator-Plasminogen 86
progressive stroke 31, 35
Promit 84
propagation time 19
Prostaglandine 79
Prostazyklin 79
Puls, anarchischer 17 f.
-, integrierter 17 f.
Pulsatilitätsindex (PI) 27
Pulsdissoziation, paradoxe 9
Pulskurve, anakroter Schenkel 17
-, katakroter Schenkel 17
-, normale 17
Pulstastung 7 f.
Pulswellenlaufzeit 18 f.

Querachsenkurzschlüsse, indirekte, multiple 113
Querachsenkurzschluß, direkter 55
-, indirekter 55
Quick-Test 80
Quotient, oszillometrischer 14

Radiofibrinogentest 99
Ratschow, Lagerungsprobe 10 f., 12
Rattenbißnekrose 64
Raynaud-Phänomen 67
Raynaud-Syndrom, primäres 65
-, sekundäres 67
Rekanalisation, wirre 114
release reaction 34
Reninaktivität 46
Retinopathie, diabetische 51
Reynolds-Zahl 9, 11
Rheographie 28

rheologische Parameter 71, 73
Rielander-Zeichen 102
Riesenzellarteriitis 60
Ringstripper 145
Riolan-Anastomose 44
Risikofaktoren für Arteriosklerose 3 ff., 74
- für Venenerkrankungen 89
Rückkehrzeit 22
Ruheschmerz 31
Ruscogenin mit Trimethylhesperidinchalkon 122

Sägewellen 17 f.
Sarkom, angioplastisches 135
Schräglagerung 81, 83
Schubspannung 73, 75, 81
Schultergürtelsyndrome, neurovaskuläre 39
S-Geräusche 96
Sharp-Syndrom 67
Siderosklerose 92, 110, 113, 116
Skalenotomie 149
Skalenussyndrom 39
Sklerodermie, progressive 63
Sklerödem 116
Sklerosepuls 20
Solco 145
Soleusvarizen 111
Sozialmedizinische Bedeutung der Kreislauferkrankungen V
Spalthaut 148
Spasmus der muskulären Stammarterien 57
Spontan-Palma 105, 113
Sprunggelenksvenenpumpe 116
Stammvarikose 109
Starling-Gesetz 71
Stauungsdermatosen 92, 115
Stauungsvarizen 113
Stealsyndrom, mesenteriales 44
Stenosepuls 17 f., 20
Stenosesyndrom, pelvines 113
Steward-Treves-Syndrom 135
Stoffwechselhypothese 51
Stopp, endinspiratorischer 94
Streptokinase 86
Streptokinaseresistenztest 87
Strukturviskosität 71, 73, 83
Stützstrumpf 126
Stufenoszillographie, absteigende 14

157

Subclavian-steal-Phänomen 37 f.
Subclavian-steal-Syndrom 37 f.
Sudeck-Syndrom 137 ff.
Sulfinpyrazon 79
Sympathektomie, lumbale 146
Syndrom, postthrombotisches 107, 115, 137 ff.

Takayasu-Syndrom 59
Teflonprothesen 145
Teleangiektasien 109
Thermographie 99
thoracic outlet syndrome 39
Thrombangiitis obliterans 58
Thrombendarteriektomie 144, 147
Thrombolyse 86
- mit Plasminogenaktivatoren 106, 127
Thrombophlebitis, oberflächliche 116
- -, Sonderformen 117
Thromboplastinzeit (TPZ) 80
Thrombose der V. axillaris 105
- der V. iliaca interna 106
- der V. subclavia 105
Thrombosefrühzeichen 102
thrombose par effort 91, 105
Thromboseprophylaxe, arterielle 78
-, venöse, allgemeine Maßnahmen 118
- -, medikamentöse 118
Thrombotest 80
Thromboxan A_2 79
Thrombozyt 34
Thrombozytenadhäsion 78
Thrombozytenaggregationshemmung 78
Thrombozytenfunktionstests 30
Thrombusrekanalisation, spontane 106
TIA 31
Tibialis-anterior-Syndrom 49
Tibièrge-Weissenbach-Syndrom 64
Tourniquettest 92 ff.
Transplantate 145
Trendelenburg-Test 93
Trental 83
TRINS 31
Turbulenz der Blutströmung 9
Turner-Syndrom 135

Ulcus cruris, arteriosum 8
Ulkus, periphlebitisches 112
-, venöses 92
Ultraschall-Doppler-Methode, arterielle Kreislaufuntersuchungen 20 ff.

-, direktionale Untersuchung 25 ff.
-, venöse Kreislaufuntersuchungen 94 ff.
Ultraschalltomographie 28
Unterschenkeltyp der AVK 31
Urokinase 87

Valsalva-Preßversuch 94
Varigloban 122
Varikophlebitis 112
Varikose, oberflächliche 109
-, primäre 109 ff.
-, sekundäre 112 ff.
- -, Komplikationen der 115
-, tiefe 109, 111
Varizen, retikuläre 109
Varizenruptur 108
Vasodilatator 72 f.
-, intraarterielle Verabreichung 85
Vena communicans 94
Venenbypass 145
Venendruckmessung, periphere 98
Venenerkrankungen, entzündliche 116
-, Prophylaxe von 118
Veneninsuffizienz 97
Venensporn 113
Venenstreifentransplantat 147
Venenthrombose, akute tiefe 102
Venenverschlußplethysmographie 28, 97
Verlaufsform, asymptomatische der tiefen Venenthrombose 91
Verödungsbehandlung 122
Verschluß, arteriell 33
-, venös 33
Verschlußpuls 20
Vertebralisanzapfsyndrom 37
Vibrationstrauma, chronisches 40
Vinylchloridkrankheit 64
Virchow 102
Viskosität, Blut- 30
-, Plasma- 30
Vitalfärbung mit Patentblau 132
Vitamin-K-Antagonisten 80

Wechseldruckmassage 127, 140
Wegener-Granulomatose 61

Xenon-133-Clearance 28

Zöliakakompressionssyndrom 45
Zwinge, kostoklavikuläre 149

H. Mörl
Arterielle Verschlußkrankheit der Beine
Geleitwort von G. Schettler

1979. 38 Abbildungen, 12 Tabellen.
XIII, 160 Seiten
DM 28,-
ISBN 3-540-09315-X

Die arterielle Verschlußkrankheit der Beine zählt mit zu den häufigsten Erkrankungen der zivilisierten Menschheit. Es handelt sicht hierbei um eine Manifestation der Arteriosklerose, die als Systemkrankheit gilt und deren Diagnostik im Bereich der Beine relativ einfach mit wenigen Handgriffen zu bewerkstelligen ist. Neben einer Darstellung der Häufigkeit arteriosklerotischer Gefäßerkrankungen werden die pathologisch-anatomischen Veränderungen, die Ätiologie und Pathogenese sowie die Pathophysiologie in einem Streifzug abgehandelt. Die Diagnostik teilt sich in eine klinische und eine apparative. Die Behandlung umfaßt allgemeine Maßnahmen und therapeutische Zielsetzungen, primäre und sekundäre Prävention, Verbesserung der zentralen Hämodynamik, Perfusionsdruckerhöhung, Muskeltraining, systematische und gezielte intraarterielle Applikation von Vasodilatantien, stoffwechselwirksame Pharmaka, Hämodilution, Verbesserung der rheologischen Eigenschaften des Blutes, Einsatz von Antikoagulantien und Antiaggregativa sowie Thrombolytika. Auch die perkutane transluminale Rekanalisation sowie die chirurgischen Maßnahmen werden neben der Behandlung der Nekrobiosen abgehandelt. Der akute Gefäßverschluß wird ebenfalls in kurzen Zügen dargestellt. Aufgrund der einfachen verständlichen Abfassung unter Einbeziehung der neuesten pathogenetischen Erkenntnisse sowie moderner Untersuchungsmethoden bringt diese Monographie den aktuellsten Stand in der Diagnostik und Behandlung der arteriellen Verschlußkrankheiten der unteren Extremität.

Vom Belastungs-EKG zur Koronarangiographie
Von M. Kaltenbach, H. Roskamm et al.

1980. 318 Abbildungen, 29 Tabellen.
XI, 357 Seiten
Gebunden DM 148,-
ISBN 3-540-09861-5

Dieses Buch zeigt allen Ärzten, die Herzpatienten betreuen, praktische Wege, die mit dem geringsten diagnostischen Aufwand zu einer adäquaten Diagnose führen. Den nichtinvasiven Methoden, vor allem dem Belastungs-EKG werden dabei Prioritäten eingeräumt. Neben subtilen technischen Details findet der Leser auch Angaben über die Treffsicherheit und die Grenzen dieser Untersuchungsmethode. Außerdem werden ergänzende diagnostische Maßnahmen wie die konventionelle Röntgendiagnostik, die Echokardiographie und die Nuklearmedizin ausführlich abgehandelt. Die Koronarangiographie setzt eine umfassende Kenntnis dieser diagnostischen Methode, ihrer Möglichkeiten und Grenzen voraus. Die in diesem Buch vorgelegten Daten stützen sich auf mehr als 10 000 selektive Koronarangiographien, die in Verbindung mit nichtinvasiven Methoden durchgeführt wurden. Ein besonderes Augenmerk gilt dabei der technischen Durchführung, der Befundauswertung und den möglichen Komplikationen.

Springer-Verlag
Berlin
Heidelberg
New York

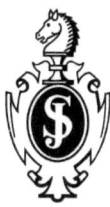

Taschenbücher Allgemeinmedizin

Herausgeber: N. Zöllner, S. Häußler, P. Brandlmeier, I. Korfmacher

Eine Auswahl

H.-G. Boenninghaus
Hals-Nasen-Ohrenheilkunde für den Allgemeinarzt
2., überarbeitete Auflage. 1980. 28 Abbildungen. XII, 103 Seiten.
DM 24,–. ISBN 3-540-09786-4

R. Burkhardt
Hämatologie
1978. 8 Abbildungen. VIII, 138 Seiten.
DM 26,–. ISBN 3-540-08901-2

H. Franke, H. Hippius
Geriatrie. Psychiatrie
Unter Mitarbeit von W. Chowanetz, A. Schramm
1979. 21 Abbildungen, 5 Tabellen. VIII, 146 Seiten.
DM 28,–. ISBN 3-540-09476-8

Gastroenterologie
Von P. H. Clodi, K. Ewe et al.
Bandherausgeber: P. H. Clodi
1976. 9 Abbildungen, 78 Tabellen.
XX, 203 Seiten
DM 29,80. ISBN 3-540-07820-7

S. Häußler, R. Liebold, H. Narr
Die kassenärztliche Tätigkeit
Bandherausgeber: S. Häußler
2. Auflage. 1982. 29 Abbildungen, 23 Tabellen.
XXII, 306 Seiten.
DM 34,–. ISBN 3-540-11055-0

Infektions- und Tropenkrankheiten, Schutzimpfungen
Von H. Blaha, W. D. Germer, H. C. Huber, H. Stickl, G. T. Werner
Bandherausgeber: W. D. Germer, H. Stickl
2., völlig überarbeitete und erweiterte Auflage. 1982. 35 Abbildungen, etwa 15 Tabellen. XVI, 266 Seiten
DM 34,–. ISBN 3-540-11371-1

Kardiologie. Hypertonie
Bandherausgeber: D. Klaus
Unter Mitarbeit zahlreicher Fachwissenschaftler
2., neubearbeitete Auflage. 1979. 42 Abbildungen, 11 Tabellen. XXV, 297 Seiten.
DM 29,50. ISBN 3-540-09236-6

F. Lampert
Pädiatrie
1981. 10 Abbildungen. XII, 99 Seiten.
DM 22,–. ISBN 3-540-11095-X

W. Leydhecker, A. Kollmannsberger
Augenheilkunde. Neurologie
1978. 56 Abbildungen, 6 Tabellen.
XII, 178 Seiten
DM 29,80. ISBN 3-540-08514-9

S. Marghescu
Dermatologie und Venerologie
1981. 36 farbige Abbildungen.
XIV, 184 Seiten.
DM 47,–. ISBN 3-540-10493-3

Springer-Verlag Berlin Heidelberg New York

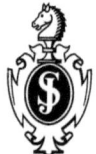

MIX
Papier aus verantwortungsvollen Quellen
Paper from responsible sources
FSC® C105338

If you have any concerns about our products,
you can contact us on
ProductSafety@springernature.com

In case Publisher is established outside the EU,
the EU authorized representative is:
**Springer Nature Customer Service Center GmbH
Europaplatz 3, 69115 Heidelberg, Germany**

Printed by Libri Plureos GmbH
in Hamburg, Germany